「生命《いのち》」と「生《い》きる」こと

ハンセン病を巡る諸問題を視座として

浅田高明
Asada Takaaki

文理閣

目次

一 「いのち」の作家・北條民雄

(一) 『間木老人』と『道化の華』

一九三五（昭和一〇）年九月、雑誌「文藝春秋」誌上に発表された第一回芥川龍之介賞の作品銓衡過程で、その賞に外れた太宰治と銓衡委員の一人だった川端康成との間にトラブルがあったことは、今も尚、有名な語り草になっている。

すなわちこの年、太宰治の『逆行』（「文藝」昭和一〇年二月）と『道化の華』（「日本浪漫派」昭和一〇年五月）の二作品中、銓衡委員の瀧井孝作と川端康成は前者を、佐藤春夫は後者を推した結果、正式候補作としては『逆行』が挙げられた。その節の川端選評、

さて、瀧井氏の本豫選に通つた五作のうち、例へば佐藤氏は、「逆行」よりも「道化の華」によつて、作者太宰氏を代表したき意見であつた。

この二作は一見別人の作の如く、そこに才華も見られ、なるほど「道化の華」の方が作者

の生活や文學觀を一杯に盛つているが、私見によれば、作者目下の生活に厭な雲ありて、才能の素直に發せざる憾みあつた。

を読んだ太宰は、早速、『川端康成へ』なる名指しの批判抗議文を「文藝通信」（昭和一〇年一〇月）へ投稿掲載した。いわく、

あなたは文藝春秋九月號に私への悪口を書いて居られる。（中略）おたがひに下手な嘘はつかないことにしよう。（中略）これは、あなたの文章ではない。きつと誰かに書かされた文章にちがひない。しかもあなたはそれをあらはに見せつけようと努力さへしてゐる。（中略）

「作者目下の生活に厭な雲ありて、云々。」

事實、私は憤怒に燃えた。幾夜も寝苦しい思ひをした。

小鳥を飼ひ、舞踏を見るのがそんなに立派な生活なのか。刺す。さうも思つた。大悪黨だと思つた。（中略）私は、あなたのあの文章の中に「世間」を感じ、「金銭関係」のせつなさを嗅いだ。私はそれを二三のひたむきな讀者に知らせたいだけなのです。それは知らせなければならないことです。私たちは、もうそろそろ、にんじゆうの徳の美しさは疑ひはじめてゐるのだ。（中略）ただ私は殘念なのだ。川端康成の、さりげなささうに装つて、装ひ切れなかつた嘘が、殘念でならないのだ。こんな筈ではなかつた。たしかに、こんな筈ではな

かつたのだ。あなたは、作家といふものは「間抜け」の中で生きてゐるものだといふことを、もつとはつきり意識してかからなければいけない。

川端康成は、直ちに翌一一月の「文藝通信」誌上に『太宰治へ芥川賞に就て』と題して、《太宰氏は委員会の模様など知らぬと云ふかもしれない。知らないならば、尚更根も葉もない妄想や邪推はせぬがよい。……》と、彼の言い分を一蹴する反駁文を寄せている。

結局、この応酬は創設されたばかりの芥川賞についての思わぬ宣伝効果をもたらすことに繋がったのであった。

ところで、川端康成がこの芥川賞銓衡の際、太宰へ対して行った《私見によれば、作者目下の生活に厭な雲ありて、才能の素直に發せざる憾みあつた》とする選評の一件の背景には、その頃、川端としきりに文通していた全生病院入院中の患者北條民雄とのかかわりがあったと指摘する説が、最近、挙げられているようである。

そもそも、この北條なるハンセン病を患った一青年からの手紙を、突然、川端が受け取ったのは、その前年の一九三四（昭和九）年八月中旬であった。

当時、ハンセン病は癩病と呼ばれて全く治療法がなく、天刑病と怖れられ、なす術もない業病と嫌われ蔑まれて、罹患発病すればすべての患者は所定の療養施設へ強制収容隔離され、折からの富国強兵、民族浄化の国家政策と相俟った差別と偏見に捕われて、譬え死に果てた後でさえも院内で火葬され、遺骨は納骨堂へ合祀されて、退院帰郷、帰宅することなどは、一切、叶わぬ呪われた運命の死病と考えられていた。

二〇歳で発病し、一年後に入院、亡びゆく日々の限られた時空にあっての救いをただ文学に求め、自作を読んでほしい一心で送った最初の手紙（八月一一日付、封筒には一三日と記載）に、北條は、

（前略）この病院へ入つたのは五月でした。それから三ケ月の間闘病を續けつゝも、ずつと前からやつてゐました文學を勵んで來ました。（中略）現在こそかうしてペンも持たれ、文章を書くことも出來、殆ど健康者と變るところはありませんが、やがて十年乃至十五年過す間には腕も足も眼も、その他一切の感覺は麻痺するばかりでなく、腐り落ちて了ふに定つてゐるのです。かう考へる時自分には死以外にないことは分り切つてゐます。けれど僕は死ねなかつたのです。實際死ねなかつたのです。かうなると僕にとつて生くるといふ以外になにがありませう。そして働くことの出來ない自分のすることは文學以外にありません。（中略）僕は先生に何かを求めてゐるのです。今の僕は丸で弱くなつてゐます。きつと僕は先生のお手紙を戴くだけといふ理由から文學に精を出すことが出來ると思ひます。

僕は今百五十枚くらゐの見當でこの病院の内部のことを書き始めてゐます。出來上つたら

先生に見て戴き度いのですが見て戴けるでせうか？

きつと返事を下さい。かうしたどん底にたゝき込まれて、死に得なかつた僕が、文學に一條の光りを見出し、今、起き上らうとしてゐるのです。

きつと御返事を下さい。先生の御返事を得ると云ふ丈のことで僕は起き上ることが出來さうに思はれるのです。

尚、この手紙その他凡てこの病院から出るものは完全な消毒がしてありますから決して御心配しないで下さい。


と、したためている。二カ月後の一〇月一二日、川端は、北條へ、

拝復
御返事大變おくれて申譯ありません。

お書きになつたものは拝見いたします。無論消毒されて病院を出ることはよく承知いたしてをりますゆゑ、その点はご遠慮なくお送りください。

なにかお書きになることが、あなたの慰めとなり、また生きる甲斐ともなれば、まことに嬉しいことです。

御手紙のやうな御氣持は尤もと思ひますが、現實を生かす道も創作のうちにありませう。

文學の御勉強を祈り上げます。

と、述べた返事を送った。以後一九三七（昭和一二）年九月二七日までの三年余り、二人の間に約九〇通の往復書簡が取り交わされることになった。

たまたま運悪く、川端からの最初の返書に接し直ちにお礼の手紙を送った直後の一〇月末より、北條は体調悪化し重病室へ移って養生する。一二月に軽快、翌一九三五（昭和一〇）年二月頃より四、五人の療友たちと「文学サークル」を結成して執筆に励み、四月中旬に至ってようやく初の小説作品を完成させた。

五月一二日、北條は、約半年ぶりの川端への手紙を、

前略、昨年先生よりお手紙戴いてから、早く書いて見て戴きたいと考へて居りましたが、どうしても書けませんでした。そして結局自分にはもう何も書けないで死んで行くやうな氣がして、激しい絶望に落ちたり、小説を書くなど自分には大それた事のやうに思はれたりして、いつそ何もかもやめて了つて、何んにも考へない生活をしようかと、幾度思つたか知れませんでした。けれど今の自分にとつて、何か書くといふことより他に、心によろこびを感じたり、樂しみを味ふことが決してない、といふことだけでどうにか續けることが出來ました。（中略）さうした書き上つたもの、未熟さ、僕は、もうどうしたら良いのか判りませ

ん。さうかといつて止めて了へば、もう死より他に何も殘りません。（中略）今書いたものも、先生に見て戴かうかどうしやうかと幾度も思案しました。もう十日餘りも机の上に置いたまゝ考へました。けれど見て戴くことに決心しました。どんなに未熟であつても、一生懸命に書いたものといふ理由でお許し下さい。原稿紙の隅がひどく汚れてゐて失禮と思ひましたが、もう書き改める勇氣がありません。もう三回も書きなほしましたが、その度に激しい絶望を味はねばならないことを思ふと、どうかお許し下さい。

と記している。彼は幾度となく絶望の谷間へ落ち込みながらも、ただ、川端の励ましに応えて書き続けることにのみ一縷の望みを託してやっと出来上がった初の作品への自信のなさ、見てもらうことへのためらいに揺れ動く不安の胸のうちを吐露しつつも、ようやく決意して小説『間木老人』の原稿五二枚を川端のもとへ送り届けたのであった。

ところが、即刻、この原稿を読み終えた川端は、折り返し北條への一四日付返事書面に、《感心しました》《感傷的でなく、しつかりと見てて、落ちついて書いてあるのは、あなたの年に似合はず、苦しました［ママ］せゐと、感心しました》《詳しい批評は申上げる要なく、このままお進みになつて充分です》《私共から見ても書く價値あるだけ、よいものです。發表するに價します》《ぼつぼつ樂に後お書きなさい。立派なものです》などと、あらゆる称賛の言葉を書き連ねて来ている。

北條の処女作『間木老人』の素晴らしい出来栄えは、川端をして痛く感じ入らせ、無条件の推薦を得て直ちにその年の雑誌「文學界」一一月号登載発表へと結実することになる。雑誌発売直後の北條宛川端書簡にも、彼は相変わらず《あれが立派な作であることは最初に申上げた通り、小生の言葉に絶對まちがひありません》《果してあれは好評です。例へば横光利一なども、かういふのにこそ芥川賞をくれるべきだと、大變ほめてるさうです。文學界同人もほめてます。その他多ぜい。（中略）才能は大丈夫小生が受け合ひます。發表のことも引き受けます》と、上々のお墨付き太鼓判を押し続けている。

当時、文芸時評家として殊に新人発掘に関心を寄せつつあった川端が、啐啄同時のような機会に恵まれて掘り当てた異例、特別抜擢の新進作家のデビューであり、まこと字義通り無名、否、実名非公表、匿名新人〈秩父號一〉の衝撃的な文壇への登場であった。

ところが、時あたかも第一回芥川賞が創設されたばかり、まさしくその銓衡予選の真最中に当たっていた。ひょっとすると川端は、ちょうどその頃発売されていた雑誌「日本浪漫派」（昭和一〇年五月）に掲載発表されていた太宰作品『道化の華』と、この『間木老人』の北條原稿とを同時並行的に読み比べる偶然に巡り合っていたのではなかろうか？　たび重なる自殺未遂や麻薬耽溺依存など、何かと大袈裟で世間騒がせな実生活の有様や風評をしばしば耳にせざるを得なかった太宰治の文学と、生きるため《生命の最極の眞實に貫かれてゐる》北條民雄の文学とを比較すれば、あの《生活に厭な雲ありて》なる《私の評言は私一個の實感であつたのはしかたがない》と川端が語ったのは、あながち不穏当だとも決めつけられないし、特に不自然なことだとも思われまい。

近代文学研究家・高橋広満は、《文學と生命ののつぴきならぬ絶對の結合、最も無残に病みながらしかもわが國で稀に見る健かに強い精神のこの文學》という、川端の『いのちの初夜』跋(『いのちの初夜』創元社、昭和一一年一二月)中の一節を引きながら、『間木老人』と『道化の華』の二作品を次のように比較検討して、結論づけている。

川端が「道化の華」にみたのは、「健かに強い」というこの感想と正反対のものではなかったか。「間木老人」と「道化の華」を続けて読めば、その感想は自然なものとなってくる。二つは方法的には並べて考えることはできないが、ともに死のうとした主人公をもつという点、物語が主人公の入院生活に中心をおくという点などからみて、比較のベースを物語内容的には持ってしまっている。

宇津と大庭葉蔵というふたりの青年を死へ運ぼうとしたもの。それらは同じ重みで測られるべきものであろうが、社会的必然という説明可能な世界観からすれば、前者の重みは後者を圧倒する。しかも、結果はかえって前者がその直前で立ち止まり、後者が心中相手を死なせて自分だけが生きてしまっただけでなく、自責の念の欠如といった側面すら、その語り手の力によって露悪的にみせていくのだ。（中略）川端の眼がどんなふうに「道化の華」およびその作者に働いていたかはわからなくとも、「作者目下の生活に厭な雲ありて」などという、小説評価とは別個にかんがえられるべきことを口に出すことのうちには、「健かに強い」ものを文学＝生活に求めた時期の川端の肖像をみることだけはできるのではないか。

国文学研究家の十重田裕一もまた、ほぼ、この論評を踏襲し、生と死を厳しく見つめながら不治の病に立ち向かう北條の壮絶なる療養の現実と不屈の精神性に強い衝撃を受けた川端は、敢えて《太宰の〈才能〉を認めながらも、実生活や創作態度に肯定的になれるはずはなかったのである》と述べている。

勿論、川端が『道化の華』と『間木老人』の二作品を、直接比較、論評したという明らかな証拠があるわけではない。第一回芥川賞候補の予選は、主として瀧井が取り仕切ったが、太宰作品としては『逆行』がよいだろうとの川端の意見が多少は参酌されて推挙されたらしい。

川端は先の「文藝通信」（昭和一〇年一一月）の中で、

「道化の華」が豫選前に捨てられ、太宰氏の作として、「逆行」が殘されたことには、私も若干の責任がある。（中略）ただ、私としては、作者自身も「道化の華」の方を「逆行」に優るとしてゐるならば、太宰氏にすまないとも思ふ。しかし、「逆行」の方がよいとした私が、太宰氏の理解者でなかつたとしても、今急には考へ改められない。「生活に厭な雲、云々」も不遜の暴言であるならば、私は潔く取消し、「道化の華」は後日太宰氏の作品集の出た時にでも、讀み直してみたい。その時は、私の見方も變るかもしれないが、太宰氏の自作に對する考へも、また、或ひは變つてゐるかもしれないと思はれる。

と述べて、太宰の抗議へ素直に陳謝の意や一部前言の取り消しさえ口にしており、彼の芸術的才能そのものは毫も否定しているわけではない。

翌一九三六（昭和一一）年六月末、太宰は砂子屋書房から出版した第一創作集『晩年』を川端に献呈しているが、その見返しには《月下の老婆が〈人になりたや〉酔ひもせず》と書かれていた。老婆とは太宰自身を指し、酒を飲むことをやめて真人間になりたいとでも言う意味なのだろうか？　よくはわからないが、川端は確かに八月の「第三回芥川賞豫選記」で、《太宰氏の作品集『晩年』も前に讀んだ。今回に適當な候補者がなければ、太宰氏の異才などは授賞してよいものと思ふ》と具申し、《假りに石川達三氏のやうなのを力の才とし、太宰治氏のやうなのを質の才とすると、（中略）北條民雄氏の『いのちの初夜』などは、或ひは魂の才と云へるかもしれない》と語って三作家の文才を対比、称揚している。まことに見事な穿った見解と言うべきであろう。

ただし候補作品名のなかった太宰治は、一票以上（実際は四票）の投票を得たが、前回の候補者だった故に失格となっている。

（二）発病と入院

ここで北條民雄（仮名＝筆名である）の出生から、発病、全生病院へ入院、『いのちの初夜』誕生に至るまでの経過、病歴を辿ってみておこう。

一九一四（大正三）年九月二二日、北條民雄は朝鮮京城府（現韓国ソウル）漢江道一一番地で生まれた。婿養子として妻の実家に入籍していた父は、陸軍経理部の一等計手として朝鮮に赴任中。三歳上の兄があり次男だった。

一九一五（大正四）年七月一六日、母が肺炎で急死。民雄は父、兄と共に徳島県那賀郡の母方祖父母のもとへ帰郷、二人の幼児を託した父は折り返し京城へ帰任した。

一九一七（大正六）年、父が退役、郷里へ帰って再婚。民雄は父に引き取られたが、彼と継母との仲がうまくゆかず、父に対してもずっと心を閉ざし続けた。後に父と継母及び異母弟妹とは別居し、再び祖父母と同居することになった。

一九二九（昭和四）年春、尋常小学校六年と高等小学校二年を済ませた彼は上京し、日本橋の薬品問屋住込み店員や日立製作所亀戸工場の見習工として働く傍ら、法政中学夜間部に学び、小林多喜二の小説に刺激を受けてプロレタリア文学やマルクス主義思想に関心を抱いた。

一九三一（昭和六）年秋一一月、兄危篤で帰郷、臨終には間に合わなかった。

一九三二（昭和七）年二月〜四月に一時上京。六月、左翼作家の葉山嘉樹に手紙を書いて返信を貰ったり、九月頃友人たちと同人誌を創ったりした。一一月、親戚の娘と結婚するも、体調から癩性の変化を予感し、間もなく離婚を決意する。

一九三三（昭和八）年二月、徳島市内の皮膚科専門病院で癩病の診断を受けた。

癩病（レプラ）。現在の正式病名はハンセン病であるが、当時はまだ癩病と呼ばれていた。癩菌（一八七三年、ノルウェイのアルマウエル・ハンセンによって発見された）は、結核菌と同じ分類に属する抗酸性の桿菌だが、いまだ人工培養は出来ていない。幼少時は癩菌に対する防御機構が不十分のため、癩病の排菌者と同居、接触することにより、通常、鼻粘膜や皮膚の微小な傷を介して感染する。したがって罹患は専ら年少期の家族内感染によるものが多く、成人期の感染はないとされている。感染して体内に侵入した菌は、早期に末梢神経組織に取り込まれた後ゆっくり増殖を重ねていく。その際、宿主生体に育成される免疫防御能力の差によって、発病の形式と程度も違ってくる。「国際分類―未分化群・類結核型・境界群・癩腫型」「日本分類―神経型・斑紋型・結節型」の二大基本分類があるが、実際には各型の中間移行型が多く、明確に区分け診断できない場合もしばしばある。一九四七（昭和二二）年以降、わが国でもプロミンをはじめとする各種化学療法剤が登場し、本症も完全治癒が可能になった。

現在では後遺症による身体障害者を残すのみで、ハンセン病の新発生は見られないが、一九三四（昭和九）年の時点では、法的に要届出、即隔離の対象とされ全く治療法のない慢性感染症、不治の難病とされていた。

北條も、当時唯一の治療法だった大風（楓）子油（インドや東南アジアに産生するHydnocarpus属の植物の種子の圧搾液から得られる脂肪油。元禄時代は中国から輸入されていたらしいが、わが国では明治中期に、大阪・堺の岡村平兵衛により製造開始された）による治療に半年ほど、受診病院へ通ったが、勿論、症状の改善はみられなかった。一一月になって再上京、蒲田区大崎の従兄のもとに転がり込む。数日後亀戸の駒田家（別れた妻の姻戚）へ転居、小説を書きながら時にはバーへ繰り出したり、また何回もカルモチン自殺を試みたりしたが果たせず、陰鬱な日々を悶々の中に明け暮れていたようである。やがて通院の跡切れた郷里徳島の皮膚科病院からの通報連絡が行政当局を経て東京の北條民雄へもたらされ、遂に入所による治療命令が出されることになった。

已むなく北條は駒田家を辞し、蒲田区町屋町二四五番地へ移住した。入院手続きのために上京する父は村を出る際に、病気の息子の籍を郷里の本籍から抜き、新たに東京の区役所で右記住所に独立した戸籍の新設手続きを済ませた後、東京府北多磨郡東村山村の第一区連合府県立全生病院を予め一人で訪ねて、北條民雄の入院諸手続きを行ったのであった。

一九三四（昭和九）年五月一八日、北條民雄は実父に伴われて西武鉄道（現西武新宿線）東村山駅に下り立った。彼の随筆『柊の垣のうちから』の「柊の垣にかこまれて」には、その時の模様が次のように述べられている。


驛を出ると、私は荷物が二つばかりあつたので、どうしても車に乘らねばならなかつた。父と二人で、一つづつ持てば持てないこともなかつたけれども、小一里も歩かねばならないと言はれると、私はもうそれを聽くだけでもひどい疲れを覺えた。

駅前に三十四年型のシボレーが二三臺竝んでゐるので、

「お前ここにゐなさい。」

と父は私に言つて、交渉に行つた。（中略）

間もなく歸つて來た父は、顔を曇らせながら、

「荷物だけなら運んでもよいさうだ。」

とそれだけ言つた。私は激しく自分の病氣が頭をかき廻すのを覺えた。私は病氣だつたが、まだ輕症だつたし、他人の嫌ふ癩病と、私の癩病とは、なんとなく別のもののやうに思へてならなかつた時だつたので、この自動車運転手の態度は、不意に頭上に墜ちてきた棒のやうな感じであつた。が、考へてみるとそれは當然のことと思はれるので、

「では荷物だけでも頼みませう。」

と父に言つた。

自動車が走つて行つてしまふと、私と父とは、汗を流しながら、白い街道を歩き出した。

（中略）

私達の着いたところは病院のちやうど横腹にあたるところだつた。眞先に柊の垣が眼に這入つた。私は異常な好奇心と不安とを感じながら、正門までぐるりと垣を巡る間、院内を覗き續けた。

ところで、現在、多磨全生園入所者自治会から発行されている「歴史の散歩道『全生園の隠れた史跡』めぐり」という病院構内案内の栞には、「収容門跡」と称するスポットがあって、

正門はかつて、入所する患者の入口ではなかった。1909年の創立当初から、ここの、収容門（公称通用門）を通って入所してきた。門の内側に門衛駐在所（または通用門見張所）があり、1913年には隣に仮浴室が設けられ、新入所者はまず入浴消毒させられた。1923年に、収容門から50メートルほど南東に浴室付きの収容室が建ち、西隣に診察室があった。

北條民雄が「いのちの初夜」で、医師が一目見て「ははあん」とうなづいただけの診察を受け、入浴のあと棒縞の着物に着替えさせられて、監獄に行く罪人のような戦慄を覚えたと書いたのは、この診察室と収容室でのことである。

との説明が記されている。

『いのちの初夜』は小説なる故、その描写は必ずしも事実そのままでなくても一向に構わない。ましてや業病と嫌われ人間性を奪われ、一般社会から完全に捨てられた病者の物語であってみれば、わざと虚構化せざるを得ない場合もまま出てくるやも知れない。

そんな点にも留意しながら、これまでに筆者が蒐集した関連資料などを出来るだけ参照した上で、北條民雄の作品群を今一度丁寧に読み込み、見直して、入院当初の彼を取り巻いていた疾病環境状況の分析検討を進めることにしたい。

先ず『いのちの初夜』で、《驛を出て二十分ほども雜木林の中を歩くともう病院の生垣が見え始めるが》と切り出された文章は、途中、自殺念慮に苛まれながらもどうしても死に切れない主人公が、やがて《一時も早く目的地に着いて自分を決定するより他に道はない。尾田はさう考へながら背の高い柊の垣根に沿つて歩いて行つた。正門まで出るにはこの垣をぐるりと一巡りしなければならなかつた。彼は時々立止まつて、額を垣に押しつけて院内を覗いた》と続いている。これと先に挙げた『柊の垣のうちから』の《着いたところは病院のちやうど横腹にあたるところ」「正門までぐるりと垣を巡る間、院内を覗き續けた》の文章とを考え合わせると、高い柊の生垣に仕切られた病院へ到着した後、その垣に沿った道を更にぐるりと一巡して正門へ到着したことになる。

昭和九年入院の際、東村山駅から歩き出した北條らは、どのような道筋を通って全生病院へ辿り着いたかの仔細についてはわからないが、いずれにしろ常識的にその方角から考える限り、恐らくは現在の所沢街道と久米川方面への道路を結ぶ三叉路の交差点付近、すなわち現国立療養所「多磨全生園」構内の南西側の正門前辺りに出てくることになった可能性は極めて高いと思われる。

当時、その近くには一九二五（大正一四）年に木製から鉄筋コンクリート製の門柱と鉄製の門扉に建て替えられた立派な正門があった。思いもかけず直ぐ目の前か、或いは近くの生垣の一画に決して見落とす筈もない程大きな門構えの出入口を見出しながらも、何故か彼らは更にぐるりと生垣を一巡りしなければならなかった。ぐるりと一巡した挙句に到達したのは、病院構内の北西側に位置する患者収容門（公称通用門）だったと推定される。通用門を正門と錯覚したのか、或いは故意にそう書いたのかはちょっとわからないが、前者の確率はかなり小さいのではなかろうか。

現在は、その跡形を全く留めていない収容門（通用門）の貴重な写真（大正四〜五年頃）が『国立ハンセン病資料館常設展図録２００９』の表紙画になっており、また資料集の一つ『「全生病院」を歩く—写された２０世紀前半の療養所』の中にも掲載されている。

その写真は、門の内側から撮られたもので、向かって右に上半分がガラス入りで下半分が板張り二枚引き戸の門衛駐在所、左に内側へ観音開きになった木製扉付の通用門が建っている。中央には人力車内に座った男性患者（？）一人、車の直ぐ左側に白衣の看護人二人、右側に車夫、更にその右に患者の縁者か付添い（？）と思しき袴姿の左手に白い書類を持った男性、駐在所の戸の前には椅子に腰かけた白衣の男性、前に組んだ両手には手帳（？）、その右足元には白布にくるんだ衣類ようの物が置かれている。門の外側には堀割に架かる橋の欄干の一部、その外に樹木の生い茂った土塁が写っている。六人の人物は皆一様に神妙に構えた、何か記念写真めいた一枚である。

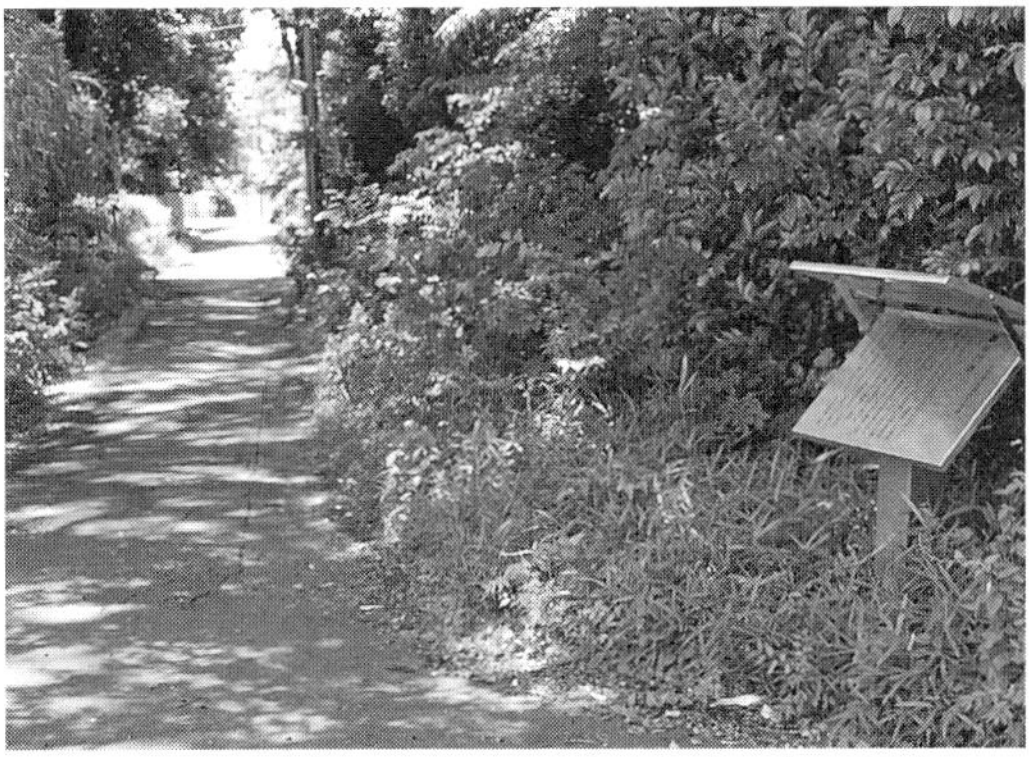
「多磨全生園」（旧全生病院）の患者収容門（通用門）跡

加えて右資料集には開設当初の木製だった正門や、草創期以来の病院構内における建物の変遷を示す多くの写真、並びにそれらの配置略図が載せられている。

『いのちの初夜』では、入口で受付の事務員が、無造作にポケットから手帳を取り出してトランク内の書籍名まで書き記すような厳密な身許調査をした後、尾田を事務所横の粗末な《田舎驛の待合室のやうに、汚れたベンチが一つ置かれてあるきり》の小屋のような診察室へ案内する。間もなくそこへぶらりとやって来た医者が、帽子を取らせた尾田の顔を覗いて《ははあん》《お氣の毒だつたね》と言っただけで診察はお終いになる。
その後、彼は看護手と思われる白い上衣をつけた男に連れられて大きな病棟の裏側にある、病棟と廊下続きの風呂場へ向かう。そこでは耳まで被さってしまうような大きなマスクをかけた二人の看護婦が既に待っていて、トランクを置いた尾田の顔をちらりと見て《消毒しますから……》と言い、一人が浴槽の蓋を取って湯加減をみる。当然、トランクなど所持品一切と患者本人の身体の両方共を消毒するという意味である。彼はみじめな思いを噛み殺しながら、半ば自棄気味になって覚悟を決め、薄汚い莚の上で脱衣して薄白く濁った湯船に飛び込む。湯から上がった尾田は、先ほど垣根の外から覗いた際に見た患者と同じ病院所定の棒縞の患者衣を着せられて、いよいよ情けない本物の患者へと仕立て上げられていくのだった。

北條の入院は右の資料写真の大正初めからは一八〜一九年も経っているので、通用門界隈の塀は柊の生垣になり、外堀や土塁などもすっかり取り除かれて雰囲気もかなり変わっていたとは思うが、患者に対する病院側の処置対策、つまりは昭和六年公布の「癩豫防法」に基づく全患者の強制隔離収容を基本とする国家政策は、まさに患者の正門通過禁止に示されるように、ますますいわれなき差別・偏見、冷遇をもって本質的には何らの改善も見られないばかりか却って劣悪、苛酷の度合を深めていく一方だった。

先に挙げた病院構内略図には、確かに門衛駐在所や仮浴室が、そして一九二三（大正一二）年以降は診察室の一郭を配した収容室の建物増設も記載されている。

北條が訪ねた受付の事務員は、多分、写真にある門衛駐在所の係員だったろうし、連れて行かれた小部屋は収容室棟西端の診察室だったか、或いはその近くに設けられていた患者面会所の小屋だったかも知れない。そこで彼はその日の外来当番の男性医員から軽いお義理の入院時診察（？）を受けたのだろう。白衣の看護手と共に向かった病棟と廊下続きになった風呂場というのも、収容室棟に併設されていた浴室だったとみてほぼ間違いはないだろう。

もっとも高山文彦著『火花─北條民雄の生涯』では、北條民雄は入院の際、《眼の前の事務本館の白い建物に足を踏みいれ受付で案内を乞う》たと記されている。これだとやはり本来の正門をくぐって正面玄関にある事務本館の受付へ向かったようにも解釈できる。

また初診の医師も眼もとの涼しい五十嵐正という美しい女医が詳しい病歴カルテをつくったと述べられており、この二点のみにおいて小説の描写と著しく異なっている。

更に斎藤末広著『影と光と作家との出会いから』にも、北條より一年先に入院し、彼の親しい療友であった光岡良二が、

僕が入院した時も、東村山駅で降りましてね、タクシーをひろって兄と乗ってきたわけです。僕が入園することは前もって園当局には分っているから、正門へ着きますと、係りの人

が大急ぎで出て来て、帰ろうとする車を呼びとめ、何やら話しているのを見ているうちに、車の中を軽便の消毒器でパーッと消毒された。


と語った、と述べられている。光岡も、やっぱり正門の方から入院したように伺える。

しかし気になるのは川端康成著『寒風』にある記述である。

北條が死亡した報せを受けた当日、川端が創元社の小林茂を伴って病院へ弔問に訪れて霊安室へ案内される際、彼らは防毒着を付けて、

大きいマスクをかけ、やはり白布の頭巾をかぶつた。ゴムの長靴を履いた。昇汞水の溝を渡つた。溝のこちらは無毒地帯と呼ばれて、事務室や醫局などがあり、患者の往來は禁じられてゐた。有毒地帯の入口で事務の人は私達にホルマリンの眞空消毒器を見せた。癩者達の衣類や持物は出入りの時全部ここで消毒される。

「眞空消毒ですから、手紙も封をしたままで消毒出来ます。」と事務の人は説明した。私の所へ來る手紙や原稿に少しホルマリンの臭氣がついてゐるのも、これを通るからだつた。


とあり、遺体に別れを告げた彼らが、死亡室（霊安室）や病室などが並ぶ有毒地帯から無毒地帯へ帰る時も、再び、昇汞水の溝を渡ったと記されている。

つまり病院では、癩患者（有毒者）の地帯と健康者（無毒者）の地帯とは、昇汞水の溝を境にして、完全、厳重に住み分けが出来ているわけで、そもそも入院患者が昇汞水の溝のこちら側（無毒地帯）に建つ正門や玄関の事務本館へ入ること自体、初めから不可能な筈である。

恐らく、正門脇の門衛所が、知らずに訪れた入院患者に対しては、再び門外に出て西北側の患者通用門の方へ回るように指示していたのではなかろうか？

果たして実態はどうだったのだろうか、いささか謎が残る北條の入院時描写と言わざるを得ない。

ところで、その光岡の著書『いのちの火影―北條民雄覚え書』には、北條の入院時の病歴カルテ抜粋が載っている。《親しい医官の好意で、そのコピイを私は手にすることができた。プライヴァシイにわたる文書の性質上、内容のすべてを公表することは控えなければならないが、北條民雄の評伝に貴重な照明を与えると思われる部分については、ここに伝えておきたいと思う》と前置きして、次のように記されている。

○○○○（光岡註、民雄の本姓名がここに記載されている。）

大正三年九月二二日生　　職業　学生

本籍地　東京市蒲田区町屋町二四五

出生地　徳島県○○郡○○村大字○○○
発病地　東京市城東区亀戸町七ノ一八八
収容年月日　昭和九年五月一八日　二一歳
病名　斑紋癩
　既往症
血族伝染関係
祖父　健　祖母　健
父　健　母　死亡（急性肺炎ニテ）
兄弟姉妹　♂（死亡肺結核）♂（本患者）
　♀♀♂♀♂　皆健、異母弟妹ニテ同居セズ
配偶者　ナシ　子　ナシ　其他　ナシ
血族外伝染関係
二歳ノ時母ヲ失イ、貰イ乳ヲシテ養育セラレタルトイウ。
一六歳迄徳島ニ居住ス
幼時健否　健　種痘　痘痕アリ　麻疹　四歳ノ時経過ス
本病前ノ疾病　ナシ
花柳病ノ有無　ナシ

嗜好品　酒少々、煙草モ少々
本病ノ初発時ノ症状
　昭和五年三月頃左腓腸部ニシビレ感アルニ気ヅク（一七歳）
発病当時ノ衂血　稀
既往経過中ノ衂血　屢アリ（指ヲ挿入シタトキノミ）
斑紋初発時部位形色　昭和八年一月頃鼻ノ周囲ニ斑紋現ワル
（二〇歳）
知覚障害初発時部位　昭和五年三月頃（一七歳）左腓腸部ニ
運動障害初発時部位　ナシ
水疱初発時部位　昭和五年五月頃左膝部ニ突然ニ生ズ
眉毛脱落ヲ始メタル時部位　昭和八年一月頃左眉毛脱シ始ム
既往ニ於ケル治療　大風子油内服（一カ月）
主訴　顔面ノ斑紋ト左下腿ノ麻痺

現　症

一般症状

歩行能否　能　盲否　否　畸形有無　無
作業能否　能　叡智高低　法政大学在学中

体格　三六・六　体重　四五・七五
身長　一五三・六　脈搏　八四
体温　三六・六C　呼吸数　二〇
皮膚　潰瘍有無　ナシ　瘢痕有無　ナシ
　斑紋有無及主発部位　顔面ニアリ
　癩性結節性紅斑有無　ナシ
各　部
（光岡註、以下身体各部にわたって詳細な所見があるが省略する。）

一体、このような詳しい病歴の聞き取りと記述（後で多少は推敲調整してあるかも知れぬが）は、外来初診時の短時間内では決して出来るものではない。かなりの時間をかけた丁寧な応対のもとに、ゆっくりした余裕をもってなされた調査であることは確実明白である。（もっとも一カ所だけ、「体格　三六・六」というのは何を意味するのか不明。「体温　三六・六」の二重記録？　ミスなのだろうか。）

筆者が外来での初診医は五十嵐正ではなかったと考える所以でもある。おそらくこの問診及び診察による病歴調査は、入院後間もない別の機会に彼女によって書かれたものと思いたい。（随筆『癩院記録』や小説『癩院受胎』『癩を病む青年達』などにもそれに相当するような記述がある。）その際に、必ずや患者北條と医師五十嵐との間で、何らかの精神的に相互理解し合えるような人間関係が形成され、以後、彼女は北條の療養生活上の良き相談相手になっていったのではなかろうか。何より幸いだったのは、患者の人間観察に豊かな経験を積んでいた臨床医の彼女が、不安と孤独に苛まれていた北條の性格や趣味志向をよく見抜き、やや年上の先輩患者光岡良二を先ず紹介してやったことだった。

光岡は兵庫県出身。北條より三歳年上の一九一一（明治四四）年生まれ、中学校四年終了後旧制姫路高等学校文科を経て、一九三一（昭和六）年四月、東京帝国大学文学部哲学科入学。第二学年へ進んだ翌一九三二（昭和七）年夏頃より様々な違和感や全身倦怠、顔面発疹などの症状に悩まされ、東京帝国大学付属病院を受診して癩病と診断された。一九三三（昭和八）年春に全生病院へ入院、養生中の患者だった。因みに光岡は、一九三一（昭和六）年に卒業した姫路高等学校の卒業者名簿からその姓名を抹消され、一九三六（昭和一一）年には大学を中退、癩患者の故に兵役を免除されている。

北條の病歴カルテでもわかるように、彼が学歴を《法政大学在学中》と偽って申告したのを全く気付かず、真に受けた五十嵐医師がふと大学在学中に入院、現在は院内の学園教師に携わっている患者光岡を思い出し、きっと北条の話し相手に適当だろうと考えたに相違ない。

光岡は、早速、収容室へ北條を訪ねて笑いながら初対面の挨拶を交わすことになる。彼はその著書へ、その時の北條の笑いは、それこそ意志の力を最大限に必要とした笑いであっただろう。その時、真っ先に私の眼に入ったのはベッドの床頭台（けんどんと呼ばれていた）の上に拡げられていた原稿用紙の白さであった。それはこのような場所では予想もしない、およそ似つかないものであった。紙の上には何も書かれていなかったと思う。（中略）入院数日後の北條は、暗澹とした絶望と、周囲から圧しせまってくる重病者の世界の恐怖圧迫から必死に自分を支えるために、真白な原稿用紙にしがみつき、私との出会いの笑いにしがみつき、何をしゃべり合ったか覚えていないが、思いきり現実離れのした知的高踏的なたわごとにしがみついていたのにちがいない。

と、入院当初の不安におののき、文学へしがみつこうとしていた彼の痛ましい姿を観察記録している。

一方の北條自身は、二年後の一九三六（昭和一一）年の九月になってからの『癩院記録』と題した随筆で、

入院すると、子供を除いて他は誰でも一週間乃至二週間ぐらゐを収容病室で暮さなければならない。そこで病歴が調べられたり、餘病の有無などを検査されたりした後、初めて普通

の病舎に移り住むのであるが、この収容病室の日々が、入院後最も暗鬱な退屈な時であらう。舎へ移つてしまふと、いよいよこれから病院生活が始まるのだといふ意識に、或る落着きと覺悟とが自づと出來、心の置きどころも自然と定まつて來るのであるが、病室にゐる間は、まだ慣れない病院の異様な光景に心は落着きを失ひ、これからどのやうな生活が待つてゐるのかといふ不安が、重苦しくのしかかつて來る。

と、収容に次ぐ患者処遇の流れもすっかり判った後の客観的な筆さばきで、入院時の有様を冷静に振り返っている。

もっともこの文章は川端康成の口利きにより、その年の雑誌「改造」一〇月号に掲載するためのもので、評判も良かった。続篇を依頼されて、再び、一一月に執筆し、同誌一二月号に発表された随筆『續癩院記録』とセットになった作品である。

光岡良二が当時入っていた病舎は、病院構内の南隅、通称〈山の手〉と皮肉られていた区域に建つ、比較的新しい小寮舎群の一つ「妙義舎」だった。いきおい北條にも、そのすぐ近くの「秩父舎」が割り当てられた。

そもそも一九〇七(明治四〇)年の「法律第一一號」(「癩豫防ニ關スル件」)成立に基づき、浮浪する癩患者隔離収容の必要から、内務省は二年後の一九〇九(明治四二)年になって全国を五

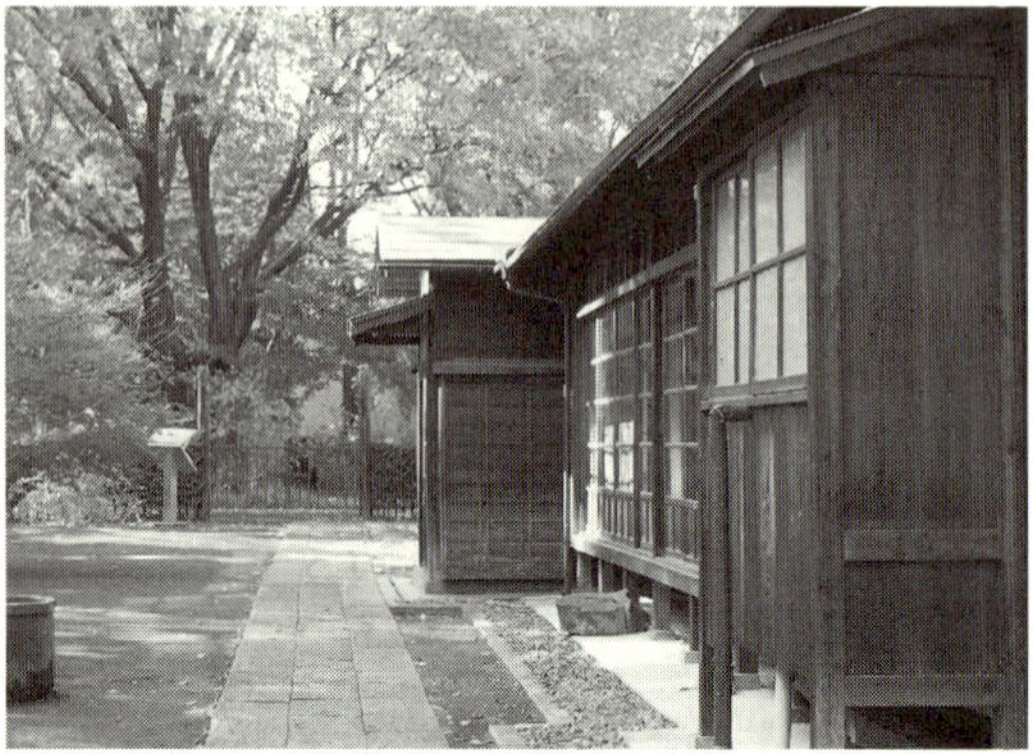

旧「山吹舎」と敷石道（復元）

つの区域に分け、それぞれの道府県立連合による公立療養所を設置した。

第一区の全生病院は、関東七府県に愛知、静岡、山梨、長野、新潟の五県を併せた一府一一県連合立として、同年九月二八日に設立、開院された。所要の病院経費は、通常、これら府県が共同負担し運営されていたが、他に一九三一（昭和六）年新設された財団法人「癩豫防協會」によって建築、寄付、別途運営されていたのが、この〈山の手〉にある「癩豫防協會相談所」の病舎群で、「赤城舎」「筑波舎」「天城舎」を加えた五棟がこれに属していた。ここには比較的最近入院したばかりの、病歴の浅い軽症患者たちが多かった。皆、一日も早く病気をなおして出てゆきたいという願いに駆られていたから大風子油注射の治療には欠かさず出かけるが、誰もが携わっていた院内作業に出て働くことなどは余り念頭になかった。また一律に支給されていた木綿棒縞の袷や単衣は嫌って私物の袂のある着物を着て、所在なく院内の大通りを散歩したので、一般患者たちからは〈銀流し〉と呼ばれて、何かよそ者のお高い奴らという意識で見られていた、と光岡は語っている。

北條の入った「秩父舎」は、四、五人の患者が同居する一二畳半の大部屋二つの他に、一間四方くらいの洋風応接間が一つ付いていた。腰高の板張り三方ガラス窓の四角い箱状小部屋だが、一般の病舎にはないものだった。北條は大部屋の中の二号室に住み、この小部屋をいつの間にか一人占めにして机と書架を持ち込み、床には薄べりを敷き、只一方だけ大部屋に接した白壁には、療友の東條耿一《こういち》が木炭で描いたドストエフスキーの肖像画を黒い額縁に入れ、掛けていた。当時としては全く破格の待遇だったが、これは何も病院側の措置ではなく、同室者が皆、北條との同居を敬遠して、付添夫などを求めて退去して行った結果に転がり込んで来た好運がもたらした書斎だった。やがて彼は、終日、座布団に座って読書と執筆に専念するのだが、それまでには今少し日時を要した。暫くは患者たちの野球チームに誘われるまま競技に熱中し身体を動かすことで、病気を忘れ恐怖から逃れようとしたのだった。ところがその試合中に負った左足の疵が、中々、癒らなかった。避けていた病気の恐ろしさへの実感が矢庭に甦り、迫ってきた。ようやく書くことへの転機が訪れたのである。とりあえずは日記帳を開いて、冒頭の題辞を「全生日記」と書き付けた。

七月十三日。
盆が遂に來た。何の親しみも光りもない盆が。數日前から踊りの練習をやつてゐるが、自分は足の傷が癒らないので、それも出來ない。（中略）足の傷は野球をやつてゐて、踏まれたもの。もう十三日になるのに穴の深さが淺くならぬ。傷の所が麻痺してゐる故、痛みとてはないのだが、癒りの悪いことは二倍である。これが健康時ならば二週間も經てば良くなつてしまふのだが。

痛みとてはないのだが、疵があるといふことは自分にとつては苦しみの導火線だ。弱り切つた自分の神經は、どんな些細なことにもそれを利用して狂ひ始めるのだ。疵をしてからの自分の不安と焦燥は筆紙に盡せぬ。原稿は書けぬ。日記すらやうやく今日になつて思ひついて書き始めたくらゐだ。

小部屋の書斎に閉じ篭って、彼が書いた入院以来最初の文章だった。

日記には、更に一四日、一五日、一六日と盆踊りの日が続いて、彼は浮かれ気分になれないまま、生まれて初めて輪に入って踊ったと綴られている。

二一日には病院の芝居を覗き、碁将棋の会に参加しながらも、届いた註文雑誌『文藝首都』七月号を読み、久しぶりに熱心な文学修業者達の雰囲気に触れて、気分躍動。《自分も何か書かねばならぬ。（中略）本もよく讀まねばいけない。毎日どんなことでもいい、原稿用紙を一枚は書くこと》《兎に角自分はこれから書くのだ。『文藝首都』は毎月買はう。これだけの苦しみを受け、これだけの人間的な悲しみを味はされながら、このまま一生を無意味に過されるものか！》と彼は奮起し、文学への精進の決意を固める。

二二日には光岡と院内の果樹園を散歩しながら、お互に勉強しようと励まし合う。夜には《ゆつくり横になつて『一週間』の空想でもすること》と、初めて『最初の一夜』の構想に取り掛かる意味の字句が示されている。

そして翌々二四日には、いよいよ小説『一週間』を書き始めたことが特記され、彼は雑居部屋の煩わしさを避け落ち着いて執筆するために、同じ「秩父舎」の療友でその頃実験動物の飼育係だった患者上村に頼んで、動物小屋の一隅の休憩室を使わせて貰うことに決める。その日の日記には、

三號病室の裏の動物小屋の横の休み室を借りることにした。土間一疊に疊一枚の小さな部屋だが、ヤギの糞の悪臭には閉口したが、慣れてみると左程でもなかつた。四枚書けた。(中略)外科が終へてから動物小屋に行き三枚ばかり書く。が今日はどうしてかうも書けないのだ。丸切り文章が描寫になつてゐない。やつぱり最初から原稿紙に向ふことは良くない。初めは何か他の紙にノートする方が良いかと思ふ。

とある。

三号病室とは、北條が入院した際の収容室だった重病室で、近くには煉瓦塀に囲まれた患者監禁隔離室と監視室、遺体解剖室や霊安室があり、平素、余り人の立ち入らない寂寥、陰湿な一郭

だった。

こうしてやっと書き始めた『一週間』への目論みを、

明日は今まで書いた七枚を全部書き改めることにしよう。そして次からは何か他の紙に書かう。

是非造らねばならぬものとしては、本箱と話の種のノート。

とまれ氣分も落ちついた。これからほんたうの作家の生活を始めるのだ。作品すること、讀むこと、觀察すること、より多く苦しむこと。自己の完成へ。

と記したのだが、八月二八日に至って、

『一週間』は三十五枚、第一日の分だけ書いたが、第二日になつて詰つてしまひ、一行も進まない。

九月七日になると、

又しても自分の才能の無さが痛切に感ぜられて泣き出したいやうな氣持になつて來た。さうなると『一週間』の今まで書いた三十五枚も急にひからびて灰色になり、こんなものを書いて嬉んでゐる自分の淺ましさが激しく自分を輕蔑し出して、今度光岡君や於泉君に會つたらどんな面したらいいかと、人知れず赤面して、言ふべからざる不安と焦燥と切なさを覚えた。

と、その進行ぶりは芳しくないばかりか、創作への自信も急激に喪失、挫折してしまうのであった。

加えて動物小屋の一室も、確かに人の煩わしさや騒がしさはないとは言え、結構、動物の動きや鳴き声がうるさく気になるし、このような不便、不衛生な場所へわざわざ通うのもだんだん億劫、面倒臭くなってきていた。

おまけに八月末老いた祖父から久しぶりに届いた便りには、別れた妻が結核で死んだとあった。

憂いに閉ざされた九月一八日朝、死んだ彼女を偲んで懸賞小説『若い妻』に取り掛かろうと思い付いたが、どうしても書けない。又しても《自分には才能など丸切りなく、小説を書かうと思ふさへをこがましい沙汰かも知れぬ。（中略）現在の自分には何一つとして心から頼ることの出来るものはない。勿論頼り得る人もない。それだけ又この頼り得るものが欲しい。心《しん》から頼り、それにしがみつき、しつかり抱きついて微動だにしないものがあれば、どんなによいか》と自問、煩悶、苦悩する。

こうして小説『一週間』の執筆は、いつの間にか中絶、頓挫してしまうのだった。それでも川端康成からの待ち焦がれた初の返信が届いた数日後の日記、

十月二十三日。

このやうな日ばかり續けて、これは何といふことだ。本を讀むといふでなし、ものを書くといふでなし、（中略）川端先生からもお手紙を戴いて作品は見て下さるといふに、早く何か纏めねばならぬ。（中略）これから冬までに、四五十枚のもの二つは書かう。さうでないと自分は生きてゐるのやら死んでゐるのやら判らなくなる。（後略）

のように、何か二篇くらいは書く心算はしているらしいが、その後も一週間近く、《丸切り灰の中へ頭を突込んでゐる》ようなつらい日ばかりで、何一つ書けない。実は書けない原因である身体の変調、即ち肋膜炎と熱こぶの併発、その前駆症状が、既に現われ始めていたのだった。果たして、

十月三十日。

今朝九時半頃内科へ行き五十嵐先生に胸を診て貰ふ。ロクマクに少々水が溜つてゐると言はれた。先日から痛い痛いと思つてゐたら——。

それから體中に無數に熱瘤といふ奴が出來た。先生の言ふには、まだ熱瘤といふものは學界でも究明されてゐない。光田先生及びその門下の先生達は癩菌が大楓子に負けて、死にもの狂ひになり、一種の毒素を出すために發生するのではないか、その證據に病氣の古いものにはめつたに出來ず、これが出來てから良くなつて行く傾向があるといふ。

とある。

「湿性肋膜炎」

入院時の家族歴に、一九三一（昭和六）年秋に亡くなった兄が肺結核だったと記されており、また本人の死因が腸結核だった故に、当然、結核性のものだろう。左右いずれかは不明だが、通常、片側に起こり、肺表面と肋骨内壁面とによって形成される胸腔内面を覆う肋膜の炎症によって発熱を来たし、滲出液が湧出して肺を圧迫刺激し、胸痛や咳を訴え、多量になると呼吸困難や呼吸頻数などの症状を引き起こす。早ければ数週で軽快するが、概ね、数カ月の経過をとる。

「熱こぶ（癩性結節性紅斑）」

治療開始後、約半年目くらいから起こる。発熱や悪寒が前駆し、顔面、前腕、大腿部などに鮮紅色の大豆〜胡桃大くらいの結節性紅斑によく似た皮疹が現われ、圧痛あり。融合すると板状斑になったり、膿疱を伴ったりする。成因には癩菌の分解産物へのアレルギー反応という古典的解釈の他、自己免疫的要因や内分泌機能などの関与も考えられている。皮疹だけではなく、眼球蛩膜にも起こり虹彩毛様体炎を併発、末梢神経炎や精巣炎をも発生する。個々の皮疹は数日で消褪するが、全身症状は数週、数カ月、或は数カ年にわたって繰り返し出没することがある。

北條も、四〇度前後にも及ぶ高熱や激烈な胸痛などに苦しんで、一一月六日〜二四日の一九日間、重症部屋（五号室）へ転室、養生に努めることになった。幸いにも三週間足らずで解熱、軽快退室はしたが、一二月一七日の日記には、再び《熱こぶめ、又出て來やがつた『山櫻』の出版部も本年一ぱいは休まねばならぬ》と書いている。やはりまだ完治していない様子が見受けられるが、年末にかけて次第に病状は落着き、体調も回復していった模様である。

翌昭和一〇年、年が明けると、彼は、早速、先述のごとく処女小説『間木老人』の原稿に着手、書き上げて五月に川端康成へ送り、その推薦を得て、雑誌「文學界」一一月号へ発表された。そして一二月初め、先に三五枚で中絶、断念放棄していた『一週間』の構想も、ようやく作品『最初の一夜』として再生復活、やがて大きく飛躍、開花し、見事な実を結ぶことになるのであった。

彼は一二月七日付で川端康成へ送った手紙へ、

先生、一體何とお禮を申上げましたら良いのやらすつかり混亂して了ひました。事務所で先生のお手紙を戴いてから療舎へ歸へるまでの間にすつかり讀み、胸が今でもどきどきしてなりません。幼い時から人に愛されたり、親切にされたりしたことないものですから、先生のお手紙を拜見致しますと、何か心が途迷《〔ママ〕》ふて了つてなりません。でも今日はなんといふ愉快な一日だつたでせう。午前中に以前から書き續けてゐましたものがやうやく五十六枚でまとまり、作の良し悪しはどうでも、天下を取つたやうな氣持でゐました所へ先生のお手紙だつたものですから、——どうか僕の痛快さうな貌を想像して戴き度う存じます。この作一週間以内に清書して先生に見て戴かうと存じて居ります。（中略）この病院へ入院しました、最初の一日を取扱つたのです。僕には、生涯忘れることの出来ない恐ろしい記憶です。でも一度は入院當時の氣持に戻つて見なければ、再び立ち上る道が摑めなかつたのです。先生の前で申しにくいやうに思ひますけれど、僕には、何よりも、生きるか死ぬか、この問題が大切だつたのです。文學するよりも根本問題だつたのです。生きる態度はその次からだつたのです。（中略）ほんとに僕には、文學は第二の仕事なのです。こんなこと先生に申しにくいのですけれどほんとにさうなのです。でも、もう根本問題は解決致しました。これからは、生きることを書くこと、さうならうと思つて居ります。（後略）

と書いて、生死の問題と文学することの係わりにおける苦渋の選択の心情を告白している。

次いで同月一三日付の《本日やうやく清書し終りましたので早速お送り致します》としたため

た封書を添えて、一五日に第二作目の小説『最初の一夜』を川端宛へ発送している。

原稿を受け取った川端は直ちに読了、《立派なものです、批評は申上げるまでもありません》《凄い小説です》と褒め称え、その題名を『いのちの初夜』と改題変更、作者自身の希望を容れて〈北條民雄〉をペンネームに正式決定し、予約の発表を雑誌「中央公論」から、急遽、懇望されて雑誌「文學界」の方へ変更、翌一九三六（昭和一一）年二月号への掲載手続きを取った。

小説を読んだ小林秀雄、島木健作、横光利一、阿部知二や林房雄らは皆一様に口を揃えて絶賛し、それまでずっと売れ行き不振に喘いでいた雑誌「文學界」は、たちまち発売部数を伸ばし、創刊以来初めて発行の三〇〇〇部を完売してしまった。

新星北條民雄の文名は一挙に高まり、第二回「文學界賞」は『いのちの初夜』へ授与され、同作品は遂に破格の栄誉に輝く第三回芥川賞候補へと上り詰めることになったのである。

（三）『いのちの初夜』誕生

北條は先述の『癩院記録』や『續癩院記録』に、入院すると、子供以外は《誰でも一週間乃至二週間ぐらゐを収容病室で暮さなければならない》し、また病状の悪化や合併症が起こって《治療に困難な場合等には重病室に這入るのである》と述べ、《十個の重病室があり、各室五名ずつの附添夫が重病人の世話をして》おり、《一室につき十六七から二十くらゐの寝臺が二列に竝んでゐ》ると書いている。

北條が入院した頃は、まだ特定の独立した収容病室がなかったので、入院患者はみな直ちに重病室へ入れられた。彼が収容されたのは三号重病室だったが、その同じ病院、すなわち現在の国立療養所「多磨全生園」構内の一郭に建つ「国立ハンセン病資料館」で、二〇一二（平成二四）年度の秋季企画展として「癩院記録—北條民雄が書いた絶対隔離の療養所」が開かれた。

当時の写真や実物資料を用い、過去の有様を展示化することで、文章表現だけでは感じ得なかったリアリティを追求し、具体的状況を出来るだけ忠実に再現し、絶対隔離下の癩療養所における歴史的、社会的、医学・医療的な時代背景を総合認識し、かつての癩患者たちが味わった人間として生きることへの苦闘の尊さを今一度学び取ろうと意図した企画である。筆者も見学に訪れたが、重病室他、さまざまな病院内外の寸景を記録した約八〇葉余りの写真を始め、関連資料説明のパネル類、療養生活や患者作業に使用した道具・備品、医療用器具など数十点が、往時の療養生活の有様を想起、理解し易いように工夫展示されていて、小説を読む際に、随分、参考になった。


小説『いのちの初夜』では、病室で駱駝の背中のように凹凸のひどい寝台の上に、鼻の潰れた男、口の歪んだ女や骸骨のように目玉のない男、擂子木のように先の丸まった手をだらりと寝台から垂らしている男、無数の結節で荒れ果てた貌と、頭髪も殆ど抜け散って、後頭部にちょっとと、左右の側に毛虫でも這っている恰好でちょびちょびと生えているだけで男か女か中々判断困難な若い女の、蒲団の上に投げられた足と、袖がまくれて露わになった病的にむっちりした白い腕の惨たらしくも情欲的な姿等々……、どれもこれも癩《くず》れかかった人間というよりは呼吸のある泥人形が、悪臭に満ち膿汁で煙った空間へずらりと並んだベットに横たわっている、と述べられている。

さらに眉毛と頭髪はあるが、顎はぐいとひん曲がって仰向いているのに口だけは横向きで、閉じることも出来ず涎を垂らし、端に小さな足型がついたトタン板の玩具のような二本の義足を寝台下に転がしている四〇男、そして極め付きは、頭から貌、手足その他全身が繃帯でぐるぐる巻きにされながらも、暑いのか蒲団をすっかり踏み落としてしまった挙句に、癩菌に容赦なく食い荒らされて無数の結節が、黒い虫のように点々と出来、勿論、一本の陰毛すらも散り果てた陰部を電光の下にさらけ出している男もいた。

尾田は身顫いし、こうなってまで、死に切れないのかと、吐息を抜き、生命の醜悪の根強さを呪わしく思うのであった。

まさしく化物屋敷のような真夜中に、眠れないでいる尾田はベッドを下りると、何か書き物をしている当直の付添夫佐柄木の方へ近付いて行き横へ腰かける。

「ね尾田さん。どんなに痛んでも死なない、どんなに外面が崩れても死なない。癩の特徴で

すね。」（中略）

「あの人の咽喉には穴があいてゐるのですよ。その穴から呼吸をしてゐるのです。喉頭癩と言ひますか、あそこへ穴をあけて、それでもう五年も生き延びてゐるのです。」

佐柄木がゴールデンバットを取り出し尾田にも奨めながら、指差して教える男の患者が暫らく南無阿弥陀仏を唱えていた後、《ああ、ああ、なんとかして死ねんものかなあー》と嗄れた声で叫ぶのを、尾田はただじっと眺めるのみだった。

続いて佐柄木は、静かだがひどく重大なものを含めた声で、立て続けに《尾田さん、あなたは、あの人達を人間だと思ひますか。》《ね尾田さん、あの人達は、もう人間ぢやあないんですよ》《人間ぢやありません。尾田さん、決して人間ぢやありません。》と言い、更に思想の中核に近づいたためか幾分の興奮すらも浮べて、次のように言うのだった。

「人間ではありませんよ。生命です。生命そのもの、いのちそのものなんです。僕の言ふこと、解つてくれますか、尾田さん。あの人達の『人間』はもう死んで亡びてしまつたんです。ただ、生命だけが、ぴくぴくと生きてゐるのです。なんといふ根強さでせう。誰でも癩になつた刹那に、その人の人間は亡びるのです。死ぬのです。社会的人間として亡びるだけではありません。そんな浅はかな亡び方では決してないのです。癈兵ではなく、癈人なんです。

けれど尾田さん、僕等は不死鳥です。新しい思想、新しい眼を持つ時、全然癩者の生活を獲得する時、再び人間として生き復るのです。復活、さう復活です。ぴくぴくと生きてゐる生命が肉體を獲得するのです。新しい人間生活はそれから始まるのです。尾田さん、あなたは今死んでゐるのです。死んでゐますとも、あなたは人間ぢやあないんです。あなたの苦惱や絶望、それが何處から來るか、考へて見て下さい。一たび死んだ過去の人間を捜し求めてゐるからではないでせうか。」

小説『いのちの初夜』の中で、佐柄木によって語られるいわゆるさわりの部分である。

ここに挙げられている「生命」「いのち」や「人間」に関する考案・解釈については、すでに諸家の作品論評でしばしば採り上げられているので、殊更に詳述する必要もないのだが、復習がてらその基本に則って、今一度だけ筆者なりに考えてみておきたい。

そもそも「生命」「いのち」とは何であろうか？　一体、いかなる現象なのだろうか？

イギリスの生化学者N・W・パイリーは、既に半世紀以上も前に、「生命」および「生きている」という言葉は無意味であると述べ、「生命」とは定義できないものだと論じている。つまり「生きている」ことと「生きていない」ことは区別し得ない、したがって二つの概念は連続したものだと言うことになる。

早い話、従来から人の死に立ち会う臨床医は、一般に死の三徴候〈心拍の停止、呼吸の停止、瞳孔の散大〉をもって生命終焉の判断基準としてきた。この三つを確認して初めて臨終の診断を下し得るのである。しかし、人はいまだその瞬間において決して死んではいない。最近の脳科学では、脳への血流停止による酸素供給途絶後も三〇秒間は却って脳活動が盛んになるという実験報告さえあるらしい。末梢組織細胞の段階では、尚不完全ながら生きた状態が続いており、触ればまだ暫くは身体に温もりも残っている。法律では、更に引き続く二四時間以内の埋葬や火葬を禁止している。臨終の診断は、およそ人の「いのち」の終焉、つまり死（「生きていない」こと）を判定したわけではない。言うなれば人の「生命」の総合機能における不可逆的な停止の発端を、単に確認しただけに過ぎないのである。

かくのごとく「生命」そのものについては明白に定義出来ないにも係わらず、生命現象や「生きている」ことが、確実に存在し、かつそれが「生きていない」ことの方へ向かって、連続的に繋がっていることもまた疑いのない事実である。そして、この生命現象や「生きている」ことを規定する二つの特徴としては、一応、「自己保存」と「自己増殖」の機能が挙げられている。つまりその置かれている環境下での特異な自己構造の動的な安定平衡状態、積極的な維持能力の保有が重要な特質とされている。

加えてイギリスの生物物理学者J・D・バナールは、生命学をより記述的、解釈的な学問の部類に属するものと考え、このような生命現象ないし生命体系（生命圏）は、より広義に解釈すれば宇宙における星雲、遊星や地球上における人間のあらゆる文化・文明までをも包含し、これらのすべてに共通する特性は誕生、存続、死滅であると語っている。すなわち生命現象は、過去、現在、未来という時空間的系列の現象であり、歴史的推移経過の生産、生成物とさえ見做し得るわけである。

かくの如き生物生命論を、一応、下敷きにして、ここでは癩病の場における「生命」「いのち」について、かつて長島愛生園の精神科医長だった神谷美恵子（後章で述べる）唱えるところの、所謂〈生きがい論〉に拠って、更に考察を少し試みておきたい。

『いのちの初夜』において佐柄木は、誰でも癩になった刹那にその人の「人間」は亡び、ぴくぴくした「生命」「いのち」だけが生きている、しかし僕等が新しい思想、新しい眼を持つ時、再び「人間」として生き復る、復活する、ぴくぴくしている「生命」が肉体を獲得し、新しい「人間」の生活が始まる、と言っている。

つまり、癩病患者の特徴は、肉体が崩れ果てて、もはや正常健康な「人間」としての形態や機能が完全に廃絶してしまっても、その原初の生命現象だけは依然として続いていることが、先ず述べられる。そして次の《しかし僕らが新しい思想、新しい眼を持つ》ということこそは、まさしく神谷が言う〈心の復眼視〉であり、〈現実から一歩遠のいたところに身をおいての視点を持つ〉こと、つまりはその現実に埋没しないで、埋没させる原因、ないしは埋没しそうになって苦しむ自分自身を、もう一度客観的に見返し眺め直すことに当たるのだ、と語っているように思われる。すなわち異なった二つの角度からの見方によって、奥行きの認識が可能となり、思想に深みが生まれることになる。心の世界の複数化が成立し、別方向からの新しい生きがいを見出す道へ通じることも可能となり、過去から現在の癩者的人間に訣別し、新しく精神化された未来への人間として復活し得ると説いているのではなかろうか。

神谷は、また人間の生死の境界における悲惨な事態での生きがいの喪失は、K・ヤスパースの唱えるいわゆる「限界状況」の一つであると論じる。そしその「限界状況」への人の対処反応として、彼が示す三つのタイプを挙げている。

第一は、不決断や、自己の能力麻痺による破滅、第二は妥協、諦念などによる正面対決の回避、第三は絶えず新たな「統一への意志」と「形而上的なものへの意図」を固めることによる新生への力を獲得する場合である。神谷はこの第三の場合こそが、唯一、苦渋の「限界状況」を、より積極的、建設的に乗り越え得て、新しい〈精神化〉の世界を目指すもの、つまりそれこそが〈生きがい〉発見の新天地へつながる有効な手立てだと強調、力説している。

だが、小説では次の瞬間、佐柄木は急に弱々しくなって苦悩の影を宿しながら、

「僕に、もう少し文學的な才能があつたら、と齒ぎしりするのですよ。」

（中略）

「ね尾田さん、僕に天才があつたら、この新しい人間を、今までかつて無かつた人間像を築き上げるのですが——及びません。」

と言って、ノォトをぱたんと閉じてしまう。

尾田はそれを熱心に聴きつつ言葉の強さに圧されながらも、この男は狂っているのではないかと怪しんだと記されている。

佐柄木は、続けて言う。片方は義眼、もう片方もやがて見えなくなり遠からず全盲になる。時間が無いから、当直の夜の暗いところでも書かなければならない、書けなくなるまで努力する、と。

すなわちここに示されている佐柄木の新しい「生命」もまた、やっぱり文学的に創造された人間像の中に生きる「生命」、即ち文学、哲学的な形而上的世界における広義の「生命」に他ならないのだが、復活への道のりは決して容易いものではなさそうである。

そして、もう一つの問題点は、佐柄木が言う「あの人達」と「僕等」の使い分けである。どちらも同じ癩患者の筈なのに、その差は、一体、奈辺にあるのだろうか?

「僕等」を不死鳥とする条件は、新しい思想、新しい眼を持ち、癩者になり切って、更に進む道を発見することであり、その時にこそ新しい「人間」として復活すると彼は言う。その苦しむために才能が要り、苦しみ得ないものもあるとも言う。更に、彼は意志の大いさは絶望の大いさに正比し、意志のないものに絶望などあろう筈がない、とも説くのである。

佐柄木によれば「あの人達」とは、苦しみ得ないもの、意志のないもの、すなわち先に挙げたK・ヤスパースの「限界状況」に対する反応中の第一、あるいは第二の場合に属する人たちである。彼等は、当然、形而上的な思惟思索には殆ど縁無き衆生であり、すべて死に絶え亡び果てて、決して「生命」の復活などはあり得ないと見做されている〈その他大勢の〉癩患者群である。

結論するなら、癩者における「生命」の復活は、「僕等」のような苦しみ得る才能と強い意志を持った〈一部撰ばれた〉患者が創る思想的な虚構の時空間においてのみ成立する、広義ではあるがあくまで限定的な「生命」の復活再生とでも言うことになるのだろうか。

但しここらにやはり北條の持つ独特なエリート意識が垣間見られ、今日、それが彼の文学の拡がりを妨げる要因の一つになっていることもあながち否定出来ないのではあるまいか。

果たして、万事が公平で平等な共同生活の癩院内で、新進作家になり得た故人の驕慢へ、常々、責任を感じていた川端康成も、追悼の記録『寒風』中で、

業病を背負ひ、癩院のやうな環境に住しては、餘程高遠なものに絶えず鼓舞され續けない

と、氣魄が衰へ萎むだらう。悲劇を強く生き抜くには悲劇的な夢想の祭壇に實生活の幸福を犠牲に供する外はなかつた。憧憬に身を焦してゐなければならなかつた。故人の我の烈しいのはなによりで、我を殺さず、その小我が大我に育つ道を目指してゐればいいのだつた。（中略）私は故人に妥協を求めはしなかつたが愛情を希つた。醜悪で無知な癩者達に隣人の愛を懐いて生きることは、故人に課せられた運命であり、安住の境地でもあるはずであつた。聖賢の書から宗教の心にのぼることを、私が故人に期待したのもそのためであつた。いづれは圓熟の時が来たかもしれない。しかし故人は青臭い若さのまま死んで行つた。鬼哭啾々の作品を僅かに遺しただけだつた。

と記し、北條への願いの至らなかった慚愧の念と、痛恨の心境について触れている。

小説は、佐柄木の言う世界へ到達し得るかどうか、まだ色濃く残る不安を抱えながらも、やはり生きて見ることだと覚悟を決めた尾田が、林の彼方に昇る太陽が作る光りの縞目を眺め続けるところで終わっている。

さて、この癩院重病室での生涯忘れることの出来ない記憶を綴った『最初の一夜』で、先輩の佐柄木に励まされて、疑念と不安を拭い切れないまま、書くことにのみ一條の光明を求めつつ、先ずは生きてみようと決意した尾田ではあったが、現実の短い「いのち」を生き急ぐ自我と自負に凝り固まった北條民雄の本心は、決してそんなに単純なものではなかった。むしろまるで逆なものであった。

川端康成へ原稿を送った一二月一五日よりほんの五日後の日記に、彼は次のように書いている。

十二月二十日。

憂愁につつまれた一日どんよりと曇つた今日の空模様のやうに、艶の無い灰白色の一日であつた。（中略）文學も哲學も宗教も糞喰らへだ。僕の體は腐つて行く。ただ一つ、俺は癩病が癒りたいのだ。それが許されぬなら、神よ、俺を殺せ。

晝頃川端先生に葉書を書く。あのやうに親切な言葉を戴き、父親のやうな（失禮な、とは思ひながら）深い慈愛の眼で自分を見て下さるのに、どうして今の自分の氣分のままを書けよう。先生だけには明るい言葉をお傳へしたい。それだのに、ああ、自分のこの絶望をどうしよう。「間木老人」が發表された喜びも、その他先生から戴いたお手紙の数々の中に記されてあつた喜びも、束の間の喜びに過ぎぬ。時間が經つて平常な氣持に還れば、またしても病氣の重苦しさがどつと我が身を包んでしまふ。小説を書く、有名になる、生き抜く、苦悶の生涯。――美しいことである、立派なことである。だがしかしふふんと嘲笑したいのが今の自分の本心である。見るがよい、重病室の重症者達を！

あの人達が自分の先輩なのだ。やがて自分もああなり果てて行くのは定り切つてゐる事實なのだ。輕症、ふん、生が死を約束するやうに、輕症は重症を約束する。葉書をポストに入れてから新聞を見に行き、例のやうに文藝欄を展げて見るが、文壇なんて、なんといふ幸福な連中ばかりなんだらう。何しろあの人達の體は腐つて行かないのだからなあ。今の俺にとつては、それは確かに一つの驚異だ。俺の體が少しづつ腐つて行くのに、あの人達はちつとも腐らないのだ。これが不思議でなくて何であらう。今日はどうしたことだらう、そんなことばかり考へる。

右の川端宛葉書の文面には、

前略　原稿紙の見本が参りましたので、註文させて戴きました。毎度御迷惑ばかりおかけして申譯御座ゐません。まだ長篇を書くだけの腕が御座ゐませんので、連作の形で間木老人死後の宇津を書かうと計畫してをります。この連作で十分腕を練り度いと思つてをります。原稿紙が來れば早速それにとりかゝる用意をしてゐます。随筆や感想を書くだけの心の餘裕がありませんので、今日から日記を書いて見ることに致しました。作の題はどうでもよいと思つてゐました。先生に讀んで戴いたらそれで十分、といふ氣で居りましたので。けれど勿論近日中に素てきな題を考へたいと思つてゐます。名前も。絶望と不安と氣が狂ふのではないかといふ恐怖と、希望と力と若さに混とんとした氣持の毎日です。ほんとに小説を書く心の餘裕がもつと欲しい。

としたためており、『間木老人』が出来上がった頃の日記にも、

四月十九日。

もうはや四月十九日だ。（中略）花を散らせた櫻樹には若芽が葉を擴げ、やがて来る初夏に具へて春を謳つてゐる。それだのに、今の自分の氣持はどうだ。暗く、陰鬱で、冬のやうに閉ざされてゐる。悦びの片影すらもない。「間木老人」五十二枚が完成したけれど、殘つたものは、自嘲と、情無さと、自らを信じ得ざる悲しみだけだ。自分は永い間かかつて、あんなに苦しみ、努力して書いたのに、出來上がつたもののあの貧弱さは、ああ、なんとしたらよいのか！　文學など、消えてなくなれ！　と叫んでみたい切なさだ。

こんな時、静かな、美しい随筆でも書きたい。


と記されている。

北條の胸中の真意、気懸りは常に自分の病気の行く末であった。日々、腐り爛れゆく己の、生ける屍同然の肉体が醸す残酷、非情な現実に直面しては、およそ文学による生命の復活など全くのナンセンスであり、そんな茶番は微塵も信じる気にはなれなかった。

小説の完成、作品の発表などすべて束の間の喜び、何の慰めにもならぬ。文学も哲学も宗教も

糞喰らえ、癩が直らぬなら、神よ、俺を殺せ、とまで彼は絶叫している。

同じ一二月二〇日の午後、彼は十号病室へ療友・東條耿一を訪ねている。《気が狂ひさうなんだ。小説を書くなど、もう止めようと思ふ》と訴えるが、東條に《ふん、又か、それもよからう、それで一體どうするんだ。首をくくる自信があるのか》とあしらわれ、《今になつてそんなことを考へる必要はないだらう。小説だつて世に出始めたんではないか。川端先生に申訳ないぞ》《結婚しろ。そして草津の療養所で自由舎でも建てるのだなあ》とたしなめられる。

結婚すれば盲目になっても代筆して貰って小説は書ける。しかし誤って子供が出来たらどうするか、癩者は子供を生んではならぬのだ。どうしても避妊法を考えねばならない。確実の避妊法と言えば、最早断種以外にはない。しかしもしそれが頭脳に影響したら？　体力が減退したら？　その他の副作用の有無は？　そして何よりもその手術の安全性は？　次々と難題、疑点が湧いてきて、一向に尽きることがない。二一歳の東條と二二歳の北條にとっては、極めて深刻、切実な問題であった。

《沈黙。なんといふ悲惨な青春だらう》と書き付けられた日記の文字が痛々しい。栄光の新進作家北條民雄と苦悩の癩患者北條民雄との、余りの落差の大きさに愕然とせざるを得ない。

再訪した国立療養所「多磨全生園」の構内は、昔とすっかり変わってしまっていた。一九三二（昭和七）年七月初めに竣工、開棟二年後に北條民雄が入院し、地獄の業火に病める青春の魂魄を焼き尽くし果てたあの「秩父舎」も、一九六三（昭和三八）年～一九六五（昭和四〇）年代頃（？）に解体されてなくなってしまった。

一九七七（昭和五二）年一月、この療舎跡地に、もと「全生図書館」内にあった一九六九（昭和四四）年の「全生園六〇年記念事業」の一つとして創設の「ハンセン氏文庫」を引き継いで、鉄筋コンクリート製の「ハンセン病図書館」が建てられ、開館した。

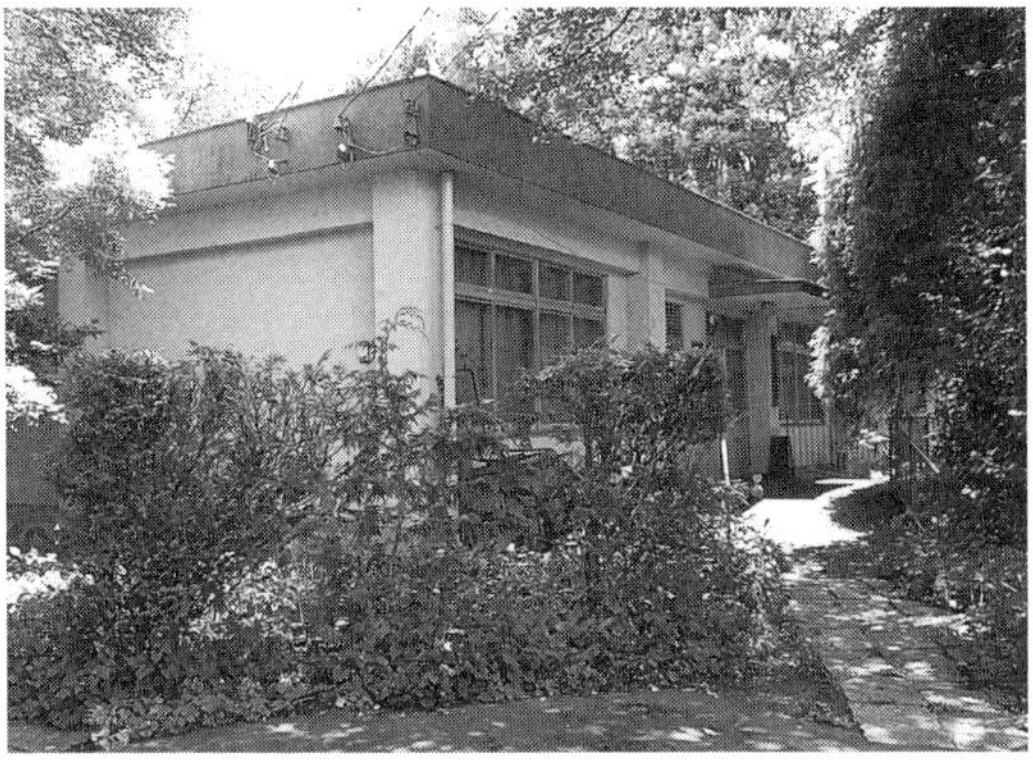
「秩父舎」跡地に建つ旧ハンセン病図書館

しかし一九九三（平成五）年六月、「高松宮記念ハンセン病資料館」（現「国立ハンセン病資料館」）が発足開館し、その二階に図書室が整備された際に、当館所蔵の一部資料もそちらへ転室移動、二〇〇八（平成二〇）年三月をもって本図書館は閉館したが、建物だけは現在もそのまま残っている。

その旧図書館の建物傍らに、次のような説明を記した標識板が立っている。

秩父舎跡

秩父舎は、癩予防協会の寄贈による寮舎で、当時の入居者は療養費の一部を自己負担するたてまえになっていた。二室の雑居部屋と一室の書斎とからなり、北條民雄（一九一四〜一九三七年）の名作「いのちの初夜」はここの書斎で書かれた。これを脱稿した一九三五末頃から体調を崩し、病苦に耐えて執筆を続けていたが、東側の窓に見えた

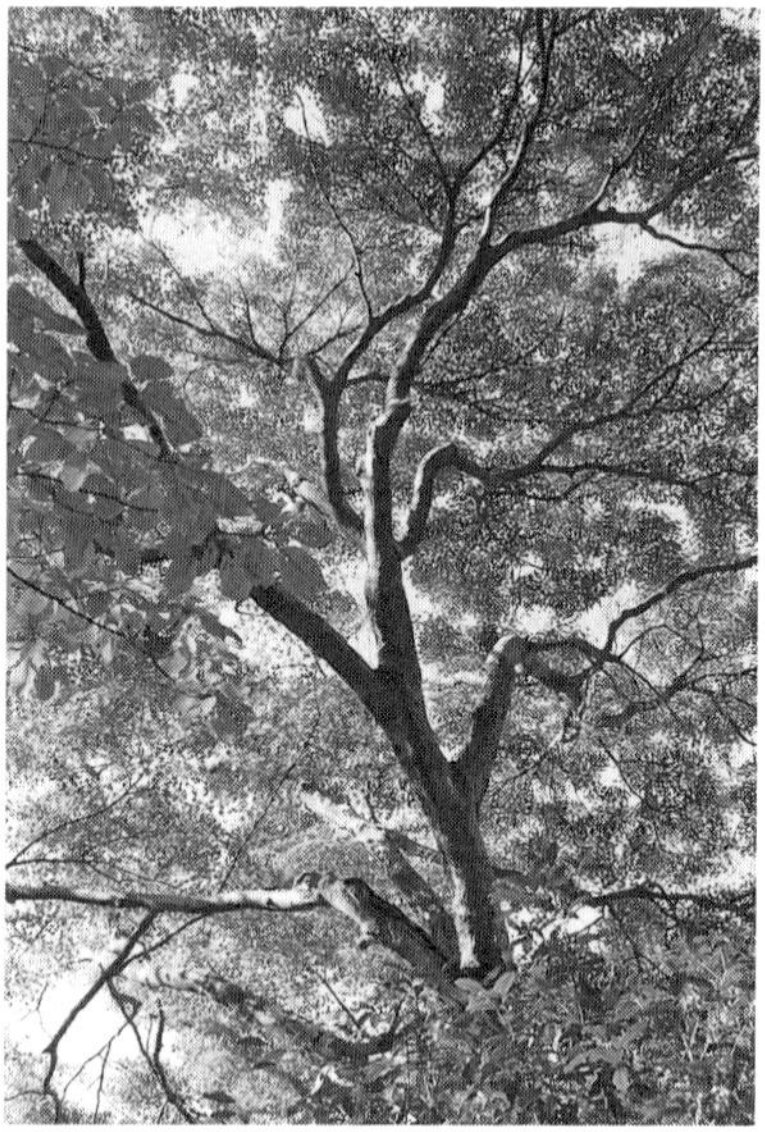

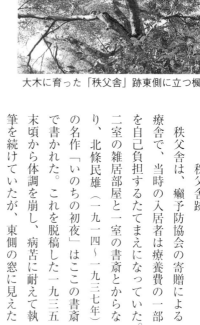

大木に育った「秩父舎」跡東側に立つ楓

この楓は、いっときの安らぎになったであろう。

なお北條は、秩父舎をもじって最初の筆名を秩父晃一と名乗っていた。

右説明中の入居費一部負担制度は、北條が入院した頃は、既に廃止されていた。

窓辺にあった楓は、当時はまだ子供の腕くらいの太さだったが八〇年の星霜を閲して、今やその幹は逞しく育ち、梢や枝葉は幾重にも伸び拡がり、きれいに重なり合って大空を覆い尽くしていた。武蔵野の一郭、些か薄暗い木陰の下闇を作って妙に静まり返った辺りの佇まいに、これも

また古より自然界に宿り連綿と貫き続ける「生命」のひとつの在り様か？　俗塵にまみれたちっぽけな人間存在を遥かに超えた、何か深い不思議な「生きる」ことの営みの神秘と、生き物が紡ぎ出す大きく長い歴史の摂理が偲ばれて、感慨ひとしおなものが筆者の胸をよぎるのであった。

（四）断種と隔離の思想

前節の文末で、文学への一縷の望みと、取り憑かれた業病への恐怖の狭間で懊悩し、療友・東條耿一を訪室して結婚、避妊、断種などの難題について、種々、論議を重ねる北條民雄の姿について触れた。そこで今回は、わが国での誤れる癩医療行政の根幹ともなった断種と強制隔離の実状について些か述べてみたい。

断種とは、男性では睾丸と精嚢を結ぶ輸精管、女性では卵巣と子宮を結ぶ卵管を結紮・切断して生殖不能にする外科的処置を意味する。言わば任意、強制を問わず人為的な「生命」の否定であり、「生きる」ことへの拒否である。

一九三三（昭和八）年、ナチス・ドイツの断種法制定以降、わが国でも、急激に断種法への関心が高まって来ていた。

翌一九三四（昭和九）年二月、立憲民政党・荒川五郎らにより第六五回帝国議会へ「民族優生保護法案」が初提出されたが、断種の対象疾患としての悪質精神病や遺伝性疾患の種類や適応範囲の決定に未だ研究検証の余地ありとの理由で審議未了となった。以後、同法案乃至一部改定案は一九三六（昭和一一）年を除いて毎年提出されるがいずれも審議未了、廃案となっている。

一九四〇（昭和一五）年、第七五回帝国議会へ厚生省が提出した「國民優生法案」は三月二〇日衆議院で、二六日貴族院で可決されて遂に成立した。五月一日公布、一九四一（昭和一六）年七月一日より施行となったが、断種の対象疾患を遺伝性の疾病・障害に限定し、慢性感染症である癩病は除外された。だが同時に別途審議中の、《（患者が）生殖ヲ不能ナラシムル手術若ハ處置又ハ妊娠中絶ヲ受クルコトヲ得》なる条項を加える予定だった「癩豫防法」改定案が審議未了となったため、これまで癩療養所内で半ば公然、強制的に行われて来ていた断種手術は違法となり、施行困難、中止せざるを得なくなった。

にもかかわらず、以前より癩療養所内の結婚認可に際しての条件として、妊娠による病状の悪化や出生する免疫、抵抗力の弱い乳幼児への家族内感染予防のための避妊手術の理由で、法的根拠のない強制断種手術が引き続いて相変わらず慣例的に黙認続行されていった。

更に驚くべきは、既にプロミンによる治療効果が確立されつつあった戦後の一九四八（昭和二三）年七月に成立した「優生保護法」では、《本人又ハ配偶者ガ、癩疾患ニ罹リ、且ツ子孫ニコレガ傳染スル虞レノアルモノ》に対する任意の断種が規定され、かつ任意の妊娠中絶術適応対象者としても追加指定されたのであった。

以後、一九五三（昭和二八）年八月の「らい予防法」への改悪を経て一九九六（平成八）年三月末の同法廃止、直後「優生保護法」の適応項目から癩患者が削除されるまでの四八年間、それ以前の恐らく一九一五（大正四）年頃からの癩療養所内における、何ら法的根拠に基づかぬ身体傷害行為と目される数千例にも及ぶ非合法処置をも含めれば、実に八〇年余の長きにわたって、多くの癩患者に対する非人道的な断種術が公然と行われて来たことになる。

日本近現代史研究家藤野豊は、内務省当局や療養所の医師たちが、遺伝ではない感染性疾患の癩患者に対して遺伝性疾患と同様な断種術を、これほど熱心に行って来たのは、《断種は隔離と表裏一体となった患者撲滅策の重要な一環であると考えていたからである。（中略）決定的な治療法がないとされた当時においては、病気そのものを撲滅するより、患者を撲滅する方が簡単であった。当時の医学において不必要だった隔離を徹底的におこない、さらに断種により子孫を絶ったのは、そのためである》と断じている。

一九一四（大正三）年二月一九日、全生病院長に就任した光田健輔は、癩予防政策として患者の絶対隔離を主張、内務省へ意見書を提出、断種前提の療養所内結婚を認可した。そして翌年四月二四日、院長光田によって初の断種手術が実施された。一〇年後の一九二五（大正一四）年、三月三一日、彼は愛知医科大学で開催された第二五回日本皮膚科学会総会で、癩患者に対する輸精管切除術の臨床例を報告、既に二〇〇名へ手術を行ったことを認めている。

前節で触れた東條耿一は、北條が終世「いのちの友」とまで呼んで、最も心を通じ合った文学仲間の親友だった。一九一五（大正四）年四月七日、栃木県生まれ。小学校時に発病し、卒業後の一時、富士山麓にあるカトリック系の神山復生病院へ入院した。その後退院して働き、二〇歳で徴兵検査を受けたが不合格、何回も自殺未遂を繰り返した挙句の一九三三（昭和八）年四月二一日に全生病院へ入院した。精神病棟の一〇号病室で付添夫をしながら詩作にいそしみ、時に文学創作をも嗜んでいたが、やがて全盲となった。

一九三五（昭和一〇）年五月一三日の北條日記に、その東條が書いた『準子』という九二枚の作品についての批評が載っている。

《既に輸精管を切断をしている、かつてマルキストだった癩患者赤木に、好意を抱くクリスチャンの看護婦準子は、相手がすでに断種手術を受けている故に妊娠の虞れなく肉体的欲望を満足させ得るが、そこにまたいっぱしの苦悶もある》というのが概要の小説らしいが、筆が専ら肉欲的な面の範囲に留まり、互いの精神的な交流や影響による対立葛藤が描かれず、これといった高い世界観や人生観も示されていない、と甚だ手厳しい。

当然、この主人公赤木のモデルは作者東條であり、相手の準子はその頃恋愛関係にあった千葉県出身で高等女学校出の文ちゃんと呼ぶ女性患者だった可能性が高い。

かねがね東條は、院内の患者同士の結婚は《非道徳的であり、罪悪であり、ただ享楽以外にない》との否定的な考え方を持っていた。にも係わらず、この文ちゃんと婚約し、やがて結婚することになる。

一九三六（昭和一一）年三月一三日付の川端康成宛の手紙にある《昨日友達の結婚式――一風變つた結婚式ですけれど――があつて私、仲人だつたものですから今日はひどく疲れて了ひました》の結婚式は、この東條耿一と文子のそれを指すものと思われる。

もっとも結婚しても、院内では夫婦同居は許されず、夜になると夫が妻の居る女子の雑居部屋へ忍んで行くいわゆる〈通い婚〉の形式が採られていた。東條にはきっとそんな習わしに些かの抵抗感があったのかも知れない。が、結局は彼女を諦め切れず、その時期は不明だがとにかく断種手術を受けて、結婚したのであった。

この親友東條の恋愛や結婚を、日常、身近に接していた北條は果たしてどう思っていたのだろうか。彼の日記の記述のはしばしに、その心情を伺うことができる。

一九三五（昭和十）年七月五日。

どうしても草津に家を一軒建て、東條と二人で暮さう。Sを彼の妻として、僕が彼の妹を貰つたらどうだらう。けれど彼のシスはもう婚約してゐるかも知れぬ。それなら仕方がない。さういふことを懸命に考へてゐると、もう二時を過ぎたことに氣づく。

一九三六（昭和十一）年六月二十七日。

愛人が欲しいと思ふ。だが結婚する氣にはどうしてもならない。精系手術のことを考へるとたまらない。

同年六月二十九日。

S君と女のことなど語る。やつぱり結婚して草津に家を建てて落着くのが一番良いやうに思ふ。しかし、苦しい。眞實、苦しい。癩、癩、呪ふべき癩。

同年六月三十日。

夜、東條君來る。精系手術の結果を聽く。書くに堪へず。苦しきことなり。

同年七月一日。

東條の所を訪問する。彼と共に草津行きのことを話す。Fちやんも來、三人で語り合ふ。どんなことがあつても、みんなで向うへ行くことにしようと決意する。（中略）結婚して落着きたい思ひがしきりにする。

同年十月十日。

夜、東條が遊びに来る。そこへFちやんがやつて來て、Mさんがちよつと話しがしたいことがあるさうだから出て欲しい、と言ふ。何用ならんと出て見ると、結婚する氣はないかといふのである。さては仲人をしようといふのだな、と思つたが、それでは俺にも結婚をすすめられるやうなところが出來たのに違ひない。なんとなく大人になつたやうな氣がしてめでたしめでたし。特筆すべきことなり。

同年十月三十日。

東條の言ふには、彼の妹が俺のことを想つてゐるんださうだ。返事のしやうがない。俺は結婚したいが、精系手術のことを考へたらいやになつちまふ。

一九三七（昭和十二）年十一月五日。

自殺は考へるな。

川端先生の愛情だけでも生きる義務がある。治つたら潔よく獨りで草津へ行くべし。なんとかなる。自意識のどうどう廻りは何の役にも立たぬ。行動すべし。實行すべし。

Fちゃんとは、東條の細君文子である。高山文彦の著書『火花―北條民雄の生涯』では、北條が断種の話を東條に聴いた六月三〇日をもって彼が手術を受けた日としているが、その場合には三月一二日の結婚後になる。断種手術を前提にした結婚の認可と矛盾することになるが、如何なものだろうか。六月ではなく、彼の小説『準子』などからも類推して結婚前のもっと早い時期に手術を受けていたのではなかろうか? 結婚後三カ月余り経ってからの手術を、病院が認めることは恐らくあり得ないと思われるからである。

北條もまた東條の勧めにより、日頃から結婚して草津に一軒家を建てて移住したい希望を抱いており、しばしばその計画を語っていたようである。

例えば一九三七(昭和十二)年三月四日付川端康成への手紙にも、

五月には草津へ引越すつもりで申込を致しました。毎月七圓五十錢の入院料が要るのですが、それくらゐは働けると思ひ、さうすることに致しました。家を買ふのに七百圓ばかり入要[ママ]ですが、これは田舍の父に出させることに致しました。この若さであんな山の奥へ引つ籠るのかと思ふと、孤獨と寂しさを犇々覺えます。でも、もう富にも名聲にも、女にも斷じて訣別する覺悟です。

と伝えている。が、その時期が来た頃、

五月二十四日。

草津行きも今はもう嫌になつて來ました。それに獨身者では殆ど駄目、暮して行けないとも聴きました。實際癩者は、どこにも安住の土地はないのです。どこにも安住の土地がない、これは恐ろしいものです。けれど、どこにも安住の地がないならば、もうどこでも安住の地とするより他にありません。

と書き、さらに約三カ月後、

八月二十五日。（封書は二十六日付）

草津の方はどうしたら良いのやら判りません。第一に結婚のことで悩まねばなりませんし、第二に金。第三に病氣と寒氣。そのうち第一と第二とが何よりも困つた問題で弱つてをります。第一は僕の氣持さへ覺悟がつけば解決つくのですけれど、第二の金の問題に悩まされます。家を建てるのは建つとしても、あとの生活費が續くかどうか疑問です。とにかく自殺するといふ考へは盲目になるまでのばして置いて、これからは金をためやうと考へてゐます。それには良い小説を書くより他に方法もございませんので、先ず體を大切に、精力を蓄積せねば大きな作を書くことは不可能だと悟りました。

と書いて、草津行きの計画に暗雲が立ち込めていることを伝えている。具体策が進まず終始イライラ感に悩まされ続けている有様がありありと見えているが、いずれにしても柊の垣内の「断種」と「隔離」の束縛からひとときも早く逃れて、結婚も外出泊も比較的自由な草津（後に詳述）

の少しでも気が晴れる環境で、小説の執筆に専念したいと焦っていたのは間違いないところだろう。

尚、北條は、これと似たような全生病院脱出の計画を、その前年にも考え、川端へ予告の手紙を出している。すなわち、

一九三六（昭和十一）年六月十日。（封書は十一日付）
僕はこの病院を出る覺悟に決めました。富士山麓の復生病院の院長岩下氏が僕の「いのちの初夜」に感激したと申されて先日フランスのカトリック司祭コッサール氏が參りましたので、その人の紹介で右病院へ這入る豫定です。

と記し、その直後の一二日に、またもや「復生病院へ這入るのももう止めにしました」と書き送っている。

先述したように、復生病院はかつて東條耿一が暫く入院していたところであるが、光岡良二の著書『いのちの火影―北條民雄覚え書―』には、《コッサール司祭は石神井関町の公教大神学校教授。毎月数回病院を訪れて布教と指導に当たっていたが、当時、司祭と東條耿一や北條民雄の接触は先ずはあり得なかった。東條は、コッサールが岩下院長の『いのちの初夜』への感動云々を語ったのを、教会出入りの他の信者から又聞きしたか、あるいは万が一、もののはずみで直接

会って聞いたかも知れないが、その節たまたま北條へ〝気が向いたら復生へ行ってみんか〟くらいのことを言ったら、意外に北條の内部で転院の空想に膨らんでいったのではないか、どこへも行き場のない切羽詰まった心情で、はっきりした予定などないのについ彼の筆が走ってしまったのでは？　と言うくらいが真相らしい》と、述べられている。

不安焦燥に悩まされ続けていた、その頃の北條の姿を物語るものであろう。

ところで、一九〇七（明治四〇）年制定の法律第一一號（「癩豫防ニ關スル件」）は、一九三一（昭和六）年四月に改定されて「癩豫防法」となり、以後、癩患者は全員強制入院隔離の法的根拠が確立されてしまっていた。にも係わらず、入院に際しては、本籍、本名の申告が免除（仮名、偽称通用可）されたので、却って逃避、隠遁など所在の秘匿を容易助長化し、ひいてはその診断、救護施療の機会を失し、遅滞を招く結果にもなっていた。そこで光田は、東京市養育院時代の旧知、中央社会事業協会長渋沢栄一を通じて安達謙蔵内務大臣へ働きかけ、法制度の隙間を埋め絶対隔離の効果をより一層確実にするため、半官半民の救癩団体設立を企図し、「癩豫防協會」（初代会長渋沢栄二）の創設に成功した。

けれども、同年、『癩公衆衛生の原理』を発刊した国際連盟癩委員会は、基本方針を外来治療とし、隔離は重症の伝染性患者に限ると決議している。続く一九三二（昭和七）年の第三回国際癩会議（ストラスブール）でも、根拠のない社会的隔離を見直し伝染性患者に限る隔離の方向を打ち出し、一九三八（昭和一三）年の第四回同会議（カイロ）では、疫学的議論を中心に家庭内隔離の可能性を検討、議論している。しかしこのような世界の動向に逆比例するかのごとく、同じ一九三八（昭和一三）年、わが国では群馬県草津の栗生樂泉園に、全国の療養所から送られて来た〈特に凶悪で、手に負えない患者？〉を強制収容する「特別病室」（重監房）が設置され、結局、それは一九四七（昭和二二）年まで存続したのだった。

思えば一九三三（昭和八）年二月、わが国は国際連盟を脱退し、癩予防対策に関する世界の趨勢から完全に取り残され、海外からの新情報や知見に接する機会を失ったまま、やがて戦争の時代に突入、独り頑迷固陋な全癩患者の絶対強制隔離のみを、唯一最善の救癩政策として断行継続、国民の大半もまたその施策の不当性を何ら疑ったり、真剣に考えたりすることなく、差別と偏見にまみれた医療、保健政策をあやつる国家体制に取り込まれていった。

そして一九四五（昭和二〇）年、敗戦を迎える。アメリカでは既に有効性を認められていた特効薬の化学療法剤プロミンが一九四七（昭和二二）年頃からわが国でも製造開始、臨床使用されて癩は治癒する疾患になった。しかし、またもやまことに驚くべき事態が起こったのである。

一九五一（昭和二六）年一一月八日の第一二回国会へ提出された「癩豫防法」改正案の審議過程で、参議院厚生委員会でのハンセン病に関する学者専門家の参考人として、日本癩学会長の多磨全生園長林芳信、長島愛生園長光田健輔、菊池恵楓園長宮崎松記の三名が出席した。三園長は皆揃って隔離と断種、懲戒規定の更なる強化を主張、特に光田は《療養所から逃走した患者へは逃走罪のような罰則が必要》《幼児に対する感染防御のため癩家族への断種の勧奨》をと迄進言した。

戦前の衛生行政は内務省管轄下の警察署所管事務だったが、敗戦後は地方の都道府県衛生部と保健所へ移管されたために、患者の強制収容等が困難になったことや、患者自治会活動に対する警戒、予防対策の必要上の発言だったとも思われる。それにしても戦後の自由平等、民主平和主義下の日本にあって、人権無視も甚だしい時代錯誤で非常識な的外れ暴論と言わざるを得ない。

一九五三（昭和二八）年三月、「癩豫防法」改正案が国会へ提出され、全国患者協議会の改悪反対闘争展開の騒然たる中で八月に至って、相も変らぬ強制収容、終世絶対隔離、懲戒検束などの継続を依然として認める「らい予防法」が可決公布されてしまった。

一九五六（昭和三一）年四月、カトリック・マルタ騎士会主催の「らい患者救済及び社会復帰に関する国際らい会議」（ローマ）が開催され、日本から林全生園長らが参加した。当会議ではハンセン病への偏見除去と差別の禁止、特別立法の廃案が決議され、事実上日本のハンセン病政策への批判となった。一九五八（昭和三三）年一一月には、第七回国際らい会議（東京）が開かれ、隔離政策の廃止と治療を中心に据えた一般保険医療活動対策が決議された。翌一九五九（昭和三四）年にも、WHO第二回らい専門委員会は患者隔離政策の特例廃止を提唱した。一九六三（昭和三八）年の第八回国際らい会議（リオデジャネイロ）では、遂に《ハンセン病に対する特別法の破棄、無差別の強制隔離は時代錯誤で廃止されなければならない》との勧告が出された。しかしその後もわが国では、目立った具体的改善政策は全く採られることはなかった。

このような頻回に及ぶ国際的な専門勧告があったにも係わらず、一九九六（平成八）年三月末の「らい予防法」廃止までの数十年間、依然として患者の絶対隔離政策を続けてきたわが国のらい医療行政の無謀怠慢さには、今更ながら国民の一人として大いに恥じ入らざるを得ない。隔離の強制や懲戒検束の乱用もまた断種と同様、自由な居住権や平穏な個人生活を束縛して、「生きる」ことを妨げ「生命」の尊厳を侵す重大な国家犯罪であることを改めて痛感するのである。

二　神山復生病院

さて、わが国におけるかかる特異な癩医療行政史を顧みる時、決して見逃してはならないものに、外人宣教師たちによってそれぞれ独自の宗教的立場から行われてきた救癩活動がある。ここでは特に、わが国最初の創設、かつ現在に至るも尚存続活躍しているミッション系癩（ハンセン病）療養施設、私立神山復生病院について触れておきたい。

神山復生病院へは、かつて筆者も一度取材見学に訪れたことがあるので、施設の有様を以下に述べておく。

一八八三（明治一六）年、静岡県下の担当となった仏国人神父テストウィードが巡回中、御殿場地区街道筋の水車小屋で盲目の一女性癩患者に出会ったのがきっかけとなり、三年後に付近鮎澤村（現御殿場市新橋）に一軒家を借りて同様な患者数名を収容、保護したことが病院設立の始まりである。しかし翌年になると、近隣の者から立ち退きを求められて、一時解散し患者を家族のもとへ帰すことになってしまった。

一八八八（明治二一）年の年末、静岡県駿東郡富士岡村大字神山字平石一九一二番地に土地を

購入、翌春には病院設立を企図して、正式に願い出ている。大変珍重、些か興味を引くもの故、その計画書を次に記しておこう。

私立病院設立願

一私立病院位置

静岡縣駿河國駿東郡富士岡村字神山千九百拾弐番地　私立復生病院ト稱ス

一院則

當院ハ東京起癈病院ト特約ヲ結ビ内外慈善ノ寄附金ヲ以テ貧困ノ癩病患者ノ治療ヲ専門トス故ニ該患者ニ限リ時間ニ係ラズ診察施療シ藥價ヲ徴収セズト雖モ癩者外ノ患者ハ左ノ規則ニ依ル

診察時間

毎日午前八時ヨリ午後二時マデトス

藥價

内服藥　壱日分　金四銭

兼用藥　壱日分　金三銭

以上十歳未満ノ者ハ半價

頓服薬　壱回分　金三錢
外用薬　壱剤分　金弐錢
膏薬　壱貝分　金壱錢五厘
眼薬　壱剤分　金四錢
點眼薬　壱回分　金壱錢
　但シ高價ノ分ハ此ノ限リニアラズ
施術料
施術料ハ其術ノ大小ト難易トニ依リ之ヲ定ム
診察料
往診料ハ里程半里以上一里以内ハ金十錢以上一里毎ニ金十錢ヲ増ス
　但シ貧困ノ者ハ此ノ限リニアラズ
一院長以下醫員履歴
院長　金子周輔
明治七年八月ヨリ縣立第一伊豆病院ニ於テ理化學解剖學研究
同九年八月ヨリ東京本郷区済生學校ニ於テ病理内外科實地解剖眼産科締帯學研究
同十五年五月開業免状拝受
同年七月本縣縣立第一伊豆病院當直醫被申付月俸廿五円

同十七年五月内務省ヨリ醫術開業免状拝受ス

同年八月依願解職

當直醫ハ追テ聘雇ノ見込

院長以下醫員給料

院長　月俸　金三十五円

病院經費一ケ月分豫算額

金百参拾九円六拾銭　収入豫算

内

金百参拾円　　内外慈善者寄附金

金九円六拾銭　　癩病外患者藥價

金百参拾九円六拾銭　支出豫算

内

金参拾円　　院長以下醫員給料

金四円　　藥剤生見習給料

金弐円五拾銭　　看護人給料

金壱円五拾銭　　小使給料

金六円六拾銭　　薪炭油費
金壱円　　　　需要品代
金壱円　　　　修繕費
金五拾銭　　　器械費
金五拾銭　　　租税
金九拾円　　　療病患者施薬品代
金弐円　　　　療病外患者薬品代

右ノ通リ設立仕候間此段奉願候也

明治廿二四月廿九日

静岡縣駿河國駿東郡富士岡村神山百九番地乙寄留
復生病院幹事　伯部豊藏

駿東郡長　河目俊宗殿

この願いに対して、駿東郡役所は大凡半月後に、

二學第五四八号三
願之趣聞届ク
但シ院長等醫術開業ノ儀ハ明治十七年本縣甲第七拾八号ニ依リ更ニ届出可シ

明治廿二年五月十六日

静岡縣駿東郡長　河目俊宗

の認可書を交付している。

かくして、一八八九（明治二二）年五月二二日、神山復生病院はようやく創設開院に漕ぎ着けた。当初の在院患者は一四名だった。

ところで一九〇七（明治四〇）年、法律第一一號（「癩豫防ニ關スル件」）が公布されたその年、開院記念日に当たる五月二二日、初代院長に就任したテストウィード神父と共に来日したパリ外国宣教会ドルワル・ド・レゼー神父は、該法律に対して「癩豫防法實施私見」を発表して、患者への取締りに次のような警告を与えている。

世の癩病患者にして悉く大罪を犯したるものならば、之を終身禁錮するも無期の徒刑に処するも寔に易々たることにして何の細則も苦心も要せず。然れども彼等は罪人にあらず、又古人の思へるが如き天刑病者にもあらざるなり。彼らは彼の花柳病者の如く自らの品行が招きたるにもあらず、全く不幸にして得たる伝染病なり。（中略）癩病は伝染病として其力薄弱なるものなり。更に之よりも危険なるもの少からず。概して結核性疾病の如きは癩病より伝染力強きを通例とす。されば癩病患者に対して余りに厳酷なる取締法を立つるは学理上より見るも適当なるものにあらず。之を実施するに当りては癩病専門家の研究せる多数の意見を参酌すべきなり。

彼は癩病患者が余りにも犯罪者扱いされるのを危惧したのであり、同じ考えを持っていた当時の第三代院長ヨセフ・ベルトランの意見をも紹介している。ベルトランもまた《癩病者を罪人のように扱ったり牢屋へ入れるような感じを持たせるよりは、親切厚情をもって接するのが良策で、家族的雰囲気を重んじる療養所が望ましい》と述べている。

第四代院長アンドリュー神父を経て、一九一八（大正七）年一月、大司教の要請を受けて前記ドルワル・ド・レゼー神父が七〇歳の高齢をも顧みず第五代院長に就任し、一九三〇（昭和五）年までの一三年間、第一次世界大戦や関東大震災など多難な時代の病院経営と発展に奉仕、献身した。

その翌一九一九（大正八）年、一人のうら若き女性患者が入院して来る。後に当院の初代婦長となり、作家遠藤周作の小説『わたしが・棄てた・女』のモデルとも目され、かつて映画化の資料にもなった井深八重だった。

この人物についていては、別途、詳述する故ここでは深く触れず、とりあえず先を急ごう。

一九三〇（昭和五）年一一月、レゼー神父死去に伴い、乞われて第六代初の日本人院長として岩下壮一神父が就任する。

岩下壮一は、一八八九（明治二二）年九月一八日、東京生まれ。父は三井物産フランス支店長や大阪北浜銀行頭取だった実業家・岩下清周。暁星中学在学中の一四歳で受洗。第一高等学校文科、次いで東京帝国大学文学部哲学科へ進みケーベル博士に師事した。文部省在外研究留学生としてパリ留学の経験もある。帰国後の岩下は、（実業界引退後の晩年、富士の裾野で農園を営んでいた父と共に）しばしばレゼー神父を訪問して親交を結んでいた。

院長就任後、病院を財団法人に改組し、院内の特に医療、衛生、厚生面改善の計画を断行、施設の改革、拡充に努めた。また東京信濃町にカトリック学生寮・白鳩寮（聖フィリッポ寮）を創設した。（慶応大学文学部予科時代の遠藤周作が、二年間入寮し年中行事としての神山復生病院への慰問訪院に参加、患者チームと野球試合をした体験が、彼のハンセン病への関心を持つ契機となった。二〇年後、「わたしが・棄てた・女」の関連取材で再訪している。）

一九四〇（昭和一五）年一二月三日、岩下師病没。千葉大樹神父が第七代院長に就任。戦時下の食糧、医療品その他諸物資不足のため入院患者数も激減、経営困難が続く中に敗戦となる。

一九四七（昭和二二）年八月以降、カナダのクリストロア宣教修道女会が病院事業を引き継いだ。

二〇〇二（平成一四）年四月一日をもって、ハンセン病療養所から一般病院（療養病棟四〇床、ホスピス病棟二〇床）へ転換、病棟改築竣工落成、新発足して現在に至っている。尚、二〇一二（平成二四）年一二月末現在、在院中のハンセン病患者数は七名である。

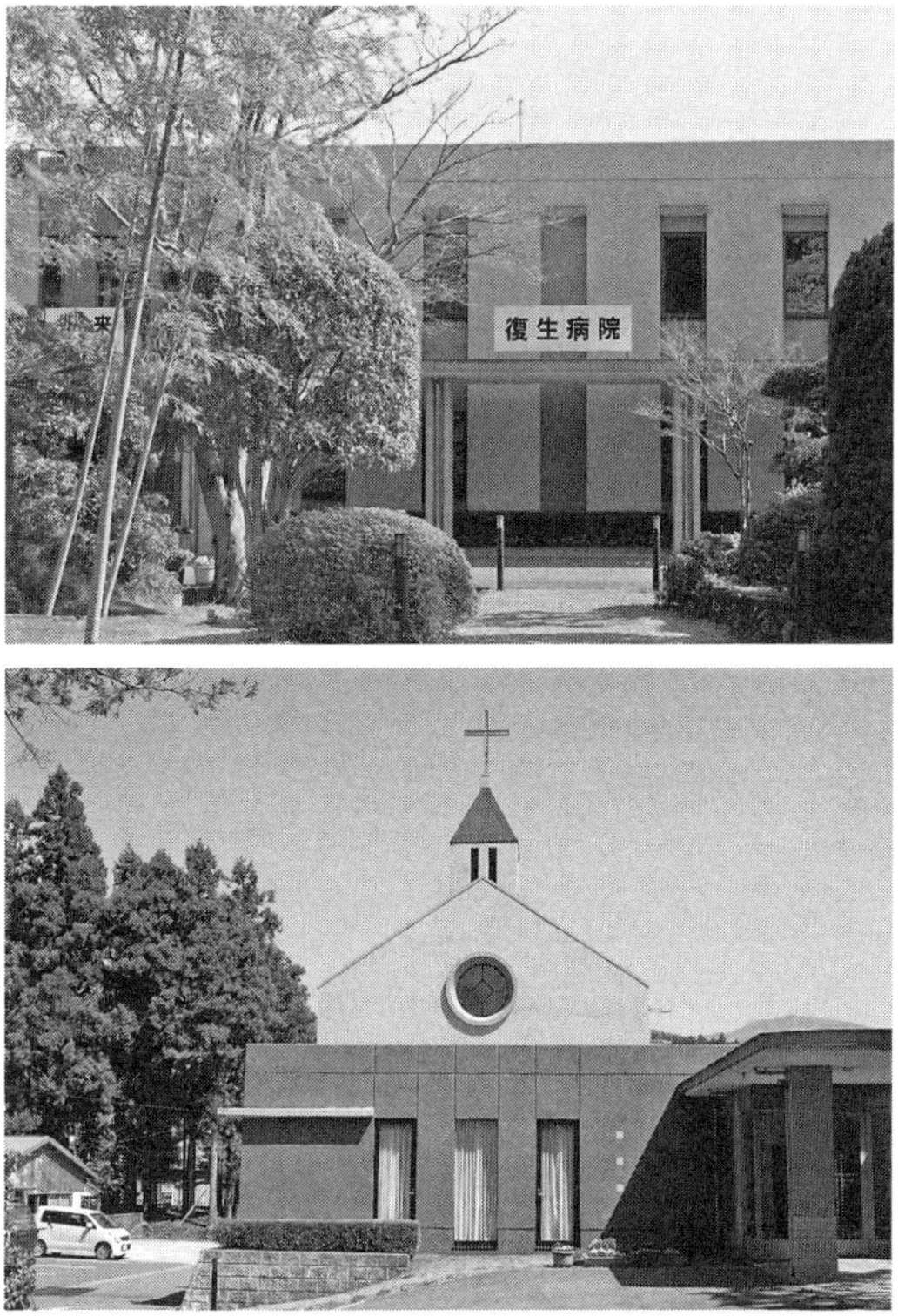

神山復生病院と教会

昔は、御殿場の駅からもかなり離れて交通不便、辺鄙な片田舎（不覚にもあの禍々しい国枝史郎の幻想的怪奇小説『神州纐纈城』に登場する富士の裾野に寒々と拡がる荒れ地の果てをつい想

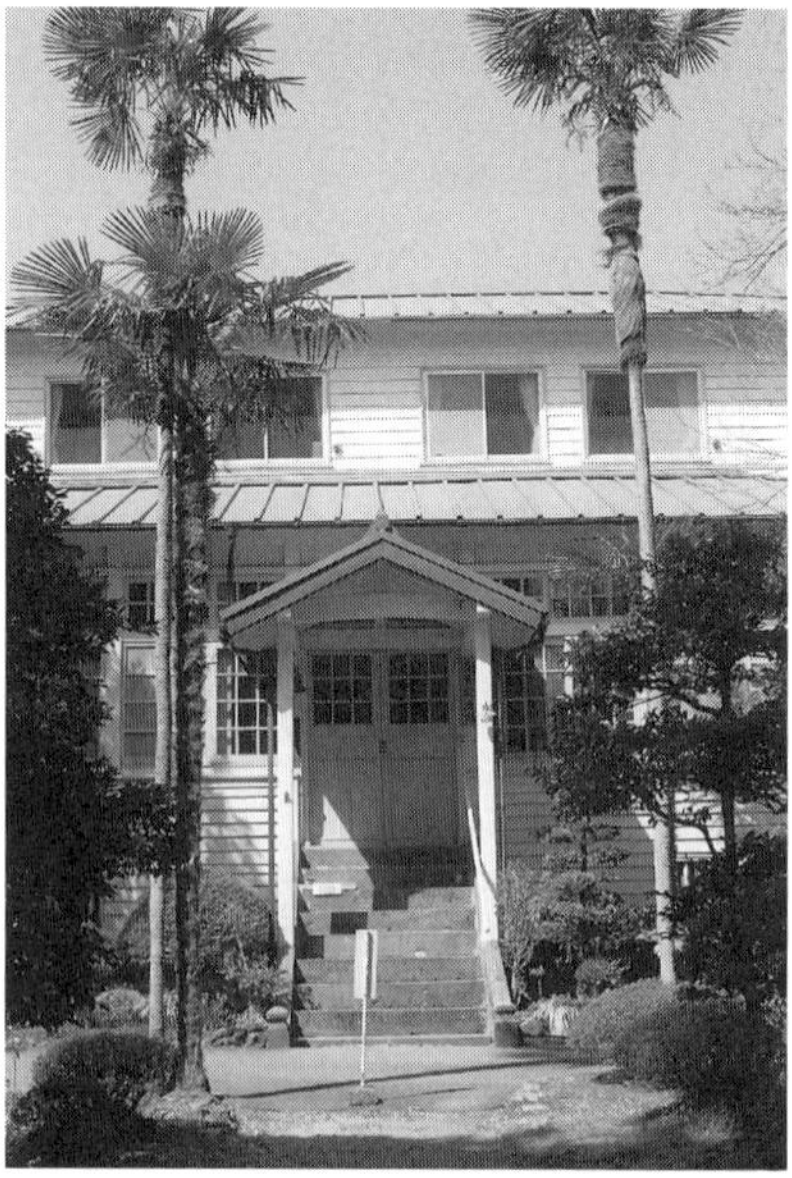

復生記念館（旧病院事務本館）

像してしまった）の避病院だったが、実際は今やその富士山の麗姿を間近に望み、付近には高級ホテルやゴルフ場もあるリゾート観光地へ隣接し、殊に筆者が訪れたのは陽春四月、病院構内や周辺の桜がちょうど満開の季節で、宗教的雰囲気にうまくマッチした美しい風景と素晴らしい環境は、格別の趣を覚えるものだった。

二〇〇四（平成一六）年四月、旧事務所本館建物を「復生記念館」として修復開設、二年後、同建物は国の登録有形文化財指定となった。館内展示室には、年表、歴代院長、入院患者たちの様子を示す写真や物品資料、岩下壮一神父、井深八重初代婦長の遺品などが数多く保存陳列されている。

この神山復生病院開院をもって、本邦における癩病療養施設の嚆矢とするが、その後は、

一八九四（明治二七）年一〇月、英国人宣教師M・K・ヤングマン、東京に目黒慰廃園を設立。

一八九五（明治二八）年一一月、英国人宣教師ハンナ・リデル、熊本に回春病院を設立。

一八九八（明治三一）年一〇月、仏国人神父ジャン・マリー・コール、熊本に琵琶崎待労院開設。

少しおいて一九一七（大正六）年一二月には、英国人宣教師メアリ・ヘレナ・コンウォール・リーの、草津・湯之沢の自由地区における聖バルナバ医院建設など、癩患者のための病院、療養所が目白押しに設立されていくことになる。

しかし、これらの殆どが外国人の宣教師や神父ら宗教関係者による、患者個人の救護のみを目的とし隔離の意図は全くない慈善奉仕的な事業によるものだった。

わが日本自体では一八九七（明治三〇）年になって、ようやく徴兵検査時の〈壮丁癩〉発見把握のため、患者数の全国一斉調査が開始された。その翌々一八九九（明治三二）年三月、本邦における公的隔離政策の手始めとなった行旅病者の収容施設東京市養育院内の回春病室が開設され、癩患者の院内隔離が実施された（院長渋沢栄一、主任光田健輔）。

一九〇六（明治三九）年一〇月には、綱脇龍妙が山梨県身延山に身延深敬病院を開設している。

癩患者の全国調査は一九〇〇（明治三三）年、一九〇六（明治三九）年の二回にわたって行われているが、方法論的に問題ありその数値は不正確だった。

いずれにしろわが国政府における癩医療行政の施行開始は、神山復生病院開設に遅れること八～一〇年、一九〇七（明治四〇）年の法律第一一號（「癩豫防ニ關スル件」）公布までには、優に一八年の年月の長きを失したことになる。加えてその後の日本は、次第に絶対隔離収容方向への政策を打ち出していったのに反して、外国の趨勢は、もはや既に一九〇九（明治四二）年の第二回国際癩会議（ベルゲン）においてさえ、隔離の必要性は認めるが家庭内隔離や小児分離の可能性もまた議論の余地ありとされ、厳重な取締りは不適当とされていた。レゼー神父の「癩豫防法實施私見」は、いみじくもこれを物語るものだった。

三　わが国における「ハンセン病」治療（隔離派と外来派）

「私は学校なんていうものは大嫌いさ。とくに大学っていうものがね。そして大学の先生なんていうものは一ばん嫌い。だから０先生なんかとも合わないのだ。私はいつも０先生にこういう。あなたがたは自分で何もしないでおいて、他人のしたことを少しずつ集めて、まとめて発表する。それで何がわかりますかって。何でも自分でやってごらんなさいってね。ああ遊離してやっていちゃ、レプラのことなんか何もわかっていやしないんですよ。見当ちがいのことが多くてね」

先章でしばしば登場して来た光田健輔が、一九四三（昭和一八）年（その頃彼は既に全生病院から瀬戸内海の孤島長島愛生園長に転任していた）、見学に来園した或る高等学校文科の学生へ語った言葉である。

０先生とは、当時、癩患者の隔離不要・外来治療説を掲げて、以前から絶対強制隔離説を主張し続けていた光田学派と事ごとに対立、学会ではいつも激論を闘わせて評判になっていた名物男、京都帝国大学医学部皮膚病学科特別研究室（略して皮膚科特研）主任の小笠原登助教授を指している。

光田は根っからの現場叩き上げであるにも係わらず、政官財界の大御所は元より、菊のカーテンの奥までをもバックに組み込んだ国家体制の中枢に君臨して、日本の癩医療行政と癩学会を終始牛耳った大ボス的存在。かたや小笠原は常に質素な黒い学生風の詰襟服をまとい、頭は丸刈りで身なりには全く無頓着、時に宗教哲学や東洋思想の薀蓄に基づいた癩病理論を語って相手を煙に巻くのに余念がなかった医科大学には些か珍しい野人型の飄々たる人物。まさに東西に並び立つ錚々たる好敵手の二人であった。一見、表面的な印象だけなら、むしろ光田の方がいかにも封建的な旧帝国大学系権威権力、学閥の本家本元の体現者タイプと思われるに反し、小笠原の方はおよそ堅苦しい学者、学界畑などとはとんと無縁の至って庶民的な町医者タイプと見られそうだが、事実はまさにその正反対だった。

以下にこのご両人の経歴概略を記し、併せてその関連事項をも多少付け加えておこう。

（一）光田健輔

彼の生涯は、立志伝中でもかなり特異な人物の一人をまさしく絵に描いたその儘であったと言ってよかろう。

一八七六（明治九）年一月一二日、山口県佐波郡中ノ関（現防府市）の吉村家に生まれる。母の実家光田家を継ぐ。高等小学校卒業後、山口で開業医をしていた兄の家に寄宿し、調剤の手伝いをしながら、私塾「錦川學舎」に通い、土肥周南に漢学を学んで、その陽明学の「知行一致」の教義に痛く感化を受けた。一八歳で医者を志して上京、同じ山口線沿線で隣県津和野出身の軍医森林太郎（鷗外）を頼った。幸いその紹介を得て、友人の軍医賀古鶴所の書生になり、二年間苦学して前期の医師試験に一回で合格。後期の医師試験のため賀古家を辞して下宿、一八九五（明治二八）年に私立「濟生學舍」へ入学、野口英世とは同期であった。実技の研鑽に励んで一年半後に、後期の医師試験にも合格した。二一歳、異例の若さでの好成績だった。右近視眼のため、軍医への夢をあきらめた彼は、その後東京帝国大学医学部選科生となり学士でないハンディを克服して、病理学を学んだ。

時あたかも一八九七（明治三〇）年六月、第一回国際癩会議がベルリンで開催され、日本から土肥慶藏（東京帝国大学病院皮膚科）、細菌学者北里柴三郎の両博士が出席、光田の属する病理学教室でもその話題で持ち切りだった。

たまたま、東京市養育院から病理解剖用として重症癩患者の屍体が送られて来た。山際勝三郎教授執刀の助手として解剖に立ち会った光田は、リンパ腺の組織標本に結核菌と癩菌の共存を鏡検確認し、その研究が彼の初論文として「東京醫學會雜誌」に掲載された。これがそもそも光田と、彼のライフワークとなった癩との運命的な出会いであった。

一八九八（明治三一）年七月、選科を修了した光田は東京市養育院（院長渋沢栄一）に雇員として採用された。翌年、彼の進言により、収容行路病者中の癩病者用の隔離室「回春病室」が設置され、石渡こと看護婦を専属として世話に当たらせた。七年後に彼は医員、一〇年後に副医長へ任用されている。

一九〇九（明治四二）年九月一〇日、全生病院開院に先立ち、医長を命ぜられて赴任し、五年後、院長に就任。翌一九一五（大正四）年四月二四日、最初の精系結紮術を施行。断種を前提に院内結婚を認めた。

一九二三（大正一二）年六月、内務省から臨時衛生局事務を嘱託され、翌月開催の第三回国際癩会議（ストラスブール）への日本代表として出席、国際癩会議会頭に推された。同時に東京府から欧米各国の癩事情視察を命ぜられた。

一九二四（大正一三）年七月、石渡こと、全生病院看護婦長に任ぜられる。

一九二五（大正一四）年一〇月三〇日、西原蕾、同院医員に任ぜられる。

一九二六（大正一五）年七月二一日、五十嵐正、同院医員に任ぜられる。

一九二七（昭和二）年一〇月一一日、勅令第三〇八号で国立癩療養所官制公布。全生病院長光田健輔、国立癩療養所長兼任。以後、光田は「長島愛生園」設立に奔走することになる。

一九二八（昭和三）年、光田らの熱心な要望世話によって皮膚科学会よりの癩学会が独立誕生し、第一回癩学会を光田が会長となって東京帝国大学医学部法医学教室講堂にて開催した。

一九三〇（昭和五）年一一月二〇日、最初の国立癩療養所「長島愛生園」開園。

一九三一（昭和六）年三月一六日、光田は全国で初の国立癩療養所「長島愛生園」園長に任ぜられた。同月二五日早暁〜二七日午後にかけて、「長島愛生園」へ転院する患者たちと光田を初めとする医師、看護婦、消毒士、事務書記など数名の職員との合計八一名は、貨物車に連結した特別ボギー車二両に乗車、東村山駅を出発して名古屋へ、途中新入園の四名を収容し、吹田を経て大阪櫻島の貨物駅に到着、天保山・大阪港から小さな貨物船で海路、瀬戸内海の長島へ着岸した。実に五六時間余り、合計八五名の長旅、大移動であった。

一九三四（昭和九）年一一月一五〜一六日、光田は第七回癩学会の会長。岡山医科大学にて開催する。

一九三六（昭和一一）年八月一三日、「長島愛生園」騒擾事件発生。入院患者がハンストと作業拒否で、生活待遇改善と自治権を要求して決起した。二八日、園側は患者側の「自助会」（光田の「家族主義」と患者側の「自治活動」の妥協の産物？）を認めることで、一応、解決した。が、この「自助会」も四年四カ月後の一九四一（昭和一六）年三月解散している。

ところで、この事件に触れて、関西ＭＴＬ（Mission To Lepers 日本「救癩協會」の関西支部）理事塚田喜太郎が、「長島の患者諸君に告ぐ」（「山櫻」第一八巻一〇号、一九三六年一〇月）で、

人間の欲と云ふものは、限り知らぬものであります。（中略）井の中蛙大海を知らず、とか。

實際井の中の蛙諸君には、世間の苦勞や不幸は判らないのであります。随つて、如何に諸君が幸福であるか、如何に患者が満ち足れる生活をさせて貰つてゐるかを知らないのであります。蛙は蛙らしく井の中で泳いで居ればよいのであります。生意氣にも、大海に出様等と考へる事は、身の破滅であります。又、大海も蛙どもに騒がれては、迷惑千萬であります。身の程を知らぬと云ふ事ほど、お互いに困つた事はないのであります。（中略）私は斷言する。患者諸君が、今回の如き言行を為すならば、それより以前に、國家にも納税し、癩病院の費用は全部患者に於て負担し、然る後一人前の言ひ分を述ぶるべきであると。國家の保護を受け、社会の同情の許に、僅に生を保ち乍ら、人並の言ひ分を主張する等とは、笑止千萬であり、不都合そのものであると信じます。

と書いた。この文に対して北條民雄は、早速、「井の中の正月の感想」（「山櫻」第一九巻第一号、一九三七年一月）で痛烈な反論を浴びせている。

諸君は井の中の蛙だと、癩者に向つて斷定した男が近頃現れた。勿論このやうな言葉は取り上げるに足るまい。（中略）

しかし、私は二十三度目の正月を迎へた。この病院で迎へる三度目の正月である。かつて大海の魚であつた私も、今はなんと井戸の中をごそごそと這ひまわるあはれ一匹の蛙とは成り果てた。とはいへ井の中に住むが故に、深夜冲天にかゝる星座の美しさを見た。大海に住むが故に大海を知つたと自信する魚にこの星座の美しさが判るか、深海の魚類は自己を取り巻く海水をすら意識せぬであらう。況や――。

東條耿一の妹で、同時期やはり入院患者だった津田せつ子（渡辺立子）は、《これを讀んだ時は痛快だつた、ずばりと言ひ得たその勇氣に感嘆し、清涼劑に似たすがすがしさで思ひ起す、あの北條さんのいきり立つた若さは、古い者には持てない感覺だつた》と述懐している。


一九三六（昭和一一）年九月二五日、日戸修一、全生病院医員に任用される。

同年一二月一〇日、看護婦長石渡こと退任。

一九四〇（昭和一五）年八月二日、五十嵐正医員退任。

一九四一（昭和一六）年七月一日、全生病院が厚生省移管。国立療養所「多磨全生園」と改称。

一九四六（昭和二一）年六月、東京大学薬学部石館守三、プロミン合成に成功。

一九五〇（昭和二五）年一〇月、光田健輔著『回春病室─救癩五十年の記録』（朝日新聞社刊）出版。

一九五一（昭和二六）年一一月三日、光田健輔、文化勲章受章。山口県防府市及び岡山市名誉市民に推される。

一九五七（昭和三二）年八月三一日、光田健輔、「長島愛生園」園長を退官。名誉園長となる。

一九五八（昭和三三）年、光田健輔著『愛生園日記―ライとたたかった六十年の記録』（毎日新聞社刊）出版。

一九五九（昭和三四）年一二月三一日、西原蕾医員退任。

一九六〇（昭和三五）年四月四～五日、第三三回日本癩学会、愛生園で光田健輔会長のもとに開催。八四歳、最後の出席となった。

一九六一（昭和三六）年、光田健輔、ダミアン・ダットン賞受賞。

一九六四（昭和三九）年五月一四日、光田健輔死去。享年八八。即日、正三位勲一等瑞宝章が追贈された。遺骨は愛生園の万霊山遺骨堂に収められた。


ところで光田健輔ほど、その評価に毀誉褒貶の甚だしい人物もまた珍しいが、筆者がむしろ問題として提起したいのは、正式には小学校卒の学歴しか持たなかった彼が、特別異例の出世を遂げた挙句の果てに、何故かくも当時の国際的趨勢から著しく掛け離れたわが国の癩医学、医療行政の中枢に留まり、六〇年余りもの長きにわたってその権威権勢を保ち、振るい続け得たかという点である。

以下、幾多の批判は承知覚悟の上であえて些かの私見を述べておきたい。

苦学力行の徒光田が、人一倍のたゆまぬ努力とその卓抜な才能の結果、天下の東京帝国大学医学部病理学教室の選科生となったのは何と言っても幸運だった。同僚の本学出身の学士たちの誰もが敬遠した東京市養育院からの献体癩患者の病理解剖を、彼はいつも率先希望して手伝い、熱心に学んだ。意識するしないに係わらず学歴のハンディを克服するには、それが最良、最適の手段だったことに先ず間違いはないだろう。

当時、汚れた血筋、佛罰、天刑の罪を背負った業病と嫌われ怖れられた癩患者の多くは、底辺の生活に甘んじ諸国を遍歴放浪して各地の神社仏閣、温泉地に屯し、落ち延び群がり集まっていた。たまたま一八七二（明治五）年、ロシア皇太子の来日に際して、当局が東京近辺の放浪者三〇〇人を、急遽、本郷加賀邸の空長屋敷へ収容したのが東京市養育院の始まりだった。やがて政財界の重鎮渋沢栄一が事務運営を任され、後に院長に就任した。現在の東京都健康長寿医療センター（板橋区）の前身である。

まもなく光田が医師の就職先としては決して良い方ではなく、むしろ誰も行きたがらず皆逃げ腰になっていた行路病者の吹き溜まり場であるこの東京市養育院に赴任した。つまり当時わが国官僚制度の中枢を占め、警察、衛生畑などをも管轄していた内務省の、配下地方行政組織の一員に組み込まれことが、彼の生涯のすべてを決定し、その後の運命を大きく支配することになったと言ってもよいのではなかろうか。

まともなコースを歩んで来た学士や博士どもがわんさと群がる医学、医療の世界に在って、上昇志向の極めて強かった田舎者の若輩光田が、偶然、入り込んだ出世街道のとば口、それが即ち人の嫌がる癩患者医療に就くことだった。

思いもかけずに医学界側の代表的立場を独占した（あるいは一枚も二枚もうわてで狡猾な官僚側

へ無自覚に取り込まれ、体よく絡め捕られてお山の大将になった感無きにしもあらず）光田は、ちょうど明治初期に始まった富国強兵策を国是とする、わが大日本帝国主義の発展を強力に推進してきた近代官僚制度下における癩医療行政の黎明期に当たって、功罪相半ばする両刃の剣然とした官僚制の様式慣行と持ちつ持たれつ、互いに自己の権益を勘案し野合状態を維持しながら官学一体化した運命共同体を難なく実現し、その後も、益々、その野望を拡大し続けていった。

光田健輔の癩医学、医療界に果たしたその後の業績の殆ど、特に癩患者の強制収容、絶対隔離、断種の各政策断行への役割の大きさは、このような官学一体の体制なくしては決して有り得なかったと思われる。

学歴コンプレックスを見事乗り越えて、一旦、掴んだ名利、幸運は絶対手離さぬと決意した彼の眼中には、もはや患者の人権も自由も全く存在しなかった。すべては患者のための救済医療行為と考える彼独自の歪んだヒロイズムとロマンチシズム、妄信と執念に凝り固まったその主義主張、手法は、自由と民主主義が訪れた敗戦後になっても一向に変わる兆しはなかった。

一九三八（昭和一三）年、内務省はその衛生局を、厚生省の衛生局へ分離独立させ、敗戦後の一九四七（昭和二二）年には廃止された。厚生省の衛生局は、一九四六（昭和二一）年より予防局へ衣替えされた。その節、警察関連部門なども別組織へ変身したが、官僚制度の本質そのものには何ら抜本的な改革は見られなかった。

中央省庁官僚の地方自治体への分散による体制温存化、米占領政策の間接統治化に伴う官僚機構の必要性、政党の行政知識や能力の欠如に代わる専門的執行機関としての存在意義に加え、米ソ冷戦構造がもたらした占領末期における「占領制度の行き過ぎ是正」なるリッジウェイ声明に便乗する逆コース現象は、当初の改革機運すら遂には換骨奪胎から、更なる戦前体制への復古強化方向へと転換する場合さえ惹起する始末だった。

光田一派と旧内務筋由来の厚生官僚によって戦後もずっと続けられた、およそ国際基準から掛け離れた日本の癩医療行政の原因を探る時、はしなくもその一半を担っていた名にし負う牢固として抜き難い保守本領の日本官僚制度の共同正犯的罪責の重さをこそ、決して見逃すわけにはいかない。

光田健輔の生涯を顧みる際、そこには医学・医療の本質は、あくまでも常に大きな歴史を見定め広い社会を考えながら、人間の健全な「生命」を守り良い健康を保ち、豊かに「生きる」幸せを追求することにあり、片時もその大切な原点と方向を見失ってはいけないと言う教訓がひしひしと感じられ、我々医療人に真摯な自戒と反省を促して已まないものがしきりに去来するのである。

（二）小笠原登

彼の閲歴もまた、中々、興味深い。

一八八八（明治二一）年七月一〇日、愛知県海部郡甚目寺村（現あま市）の真宗大谷派圓周寺に四男三女の七人兄弟姉妹の三男として誕生。兄、妹が一人ずつ早世、五人が成人したので、登は事実上の次男だった。兄秀實は哲学・仏教学を修め、仏教系新聞「中外日報」の論説記者を務めたジャーナリスト、傍ら大谷大学で教鞭をとっていた。兄弟は京都の聖護院辺りで同居下宿していた。

元来、この尾張國甚目寺や圓周寺界隈は家郷を追われ、諸国を放浪する癩病者たちが大勢寄り集まって屯し、本堂の甚目寺観音菩薩はひとときの慰藉となっていた。僧侶で漢方医かつ蘭方の心得もあった祖父の啓導（啓實）は、これらの病者に衣食を与え、寺の境内や本堂の片隅に住まいをしつらえ、症状が軽くて動ける者には適当な仕事を探すなど、心身全般にわたる手厚い救済保護を加えていた。

ところで国立ハンセン病資料館では、二〇一三（平成二五）年春に「一遍聖絵・極楽寺絵図にみるハンセン病患者」の企画展が開かれたが、展示品目の一つに『一遍上人縁起絵』《巻三―一尾張甚目寺（清浄光寺〈遊行寺〉蔵）》があった。一遍上人の弟子真教によって鎌倉時代末期の一三〇六（嘉元四）年に成った真本の江戸時代に作られた複製本らしく、全一〇巻構成の前半四巻が『一遍聖絵』のダイジェストとして一遍の生涯をよく表しているとの由。この極彩色で描かれた第三巻は、まさに小笠原の故郷尾張甚目寺で放浪の人々に飲食を供している場面、三つの輪の中左側の輪に癩者が含まれているようであり、日本の前近代史における社会の中での癩病者処遇に関して、大変、示唆に富む資料だった。

一八九一（明治二四）年、マグニチュード八・四の大地震が濃尾地方を襲った。崩壊した寺の下敷きになって頭部に重症を負った祖父啓實は、その後遺症が元で痴呆状態になってしまったが、それを目の当たりにした四歳の孫登は、祖父の志を継ぐことを固く心に誓う所以となったのである。

一八九四（明治二七）年、六歳で甚目寺小学校へ入学、成績は優秀だった。この年得度している。

一九〇一（明治三四）年一月、一三歳で、真宗京都中学（現大谷高等学校）へ入学、一七歳で卒業。大谷派の教師資格を取得。その頃より結核を発病、帰郷して療養に専念する。

一九〇八（明治四一）年九月、第三高等学校へ入学。

一九一一（明治四四）年九月、京都帝国大学医科大学医学科へ入学。

一九一五（大正四）年、二七歳で卒業。一一月一一日、薬物学教室へ入局、直ちに副手となるが、二年後に結核再発する。

一九一七（大正六）年、二九歳で結核性膝関節炎のため約二年間加療する。

一九二三（大正一二）年、大阪の北野病院などを創設した財界人田附政次郎の寄付により、京都帝国大学病院皮膚病科黴毒病科内に癩疾患のための特別研究室（略して「特研」）が設置された。

一九二五（大正一四）年一二月一〇日、皮膚病科黴毒病科教室副手として勤務。午前中は一般診療、午後は癩患者を診察した。その年、医学博士の学位を受ける。三七歳。

一九二六（大正一五）年一月、医師開業免許授与される。九月、皮膚病科第五診察室（癩疾患

専門）担当を命ぜられ、助手へ昇格。三八歳。

一九二八（昭和三）年九月一〇日、講師へ昇任（無給）。

もともと京都帝国大学病院皮膚病科黴毒病科は、すでに開講の一九〇〇（明治三三）年以来、癩疾患を一般の皮膚疾患と同様に診察、研究を続けて来ていた。特に京都帝国大学化学研究所の堀場信吉研究室との共同研究「金オルガノゾル」による癩治療実験は、一時、注目を浴び学会でも数年にわたってその効果の有無が激論されたが、結局は医学的な有効性を証明する治療成績は得られなかった。

北條民雄の『癩院記録』にも、この「金オルガノゾル」について、

一體に癩者は醫學といふものを信用しない傾向がある。それは今までにあまりに幾度も醫學にだまされて來たせゐであらう。時々新聞で誇大に取扱はれる癩治療藥の發見なぞも、療養所内の患者はたいていが馬鹿にしてゐて喜ばない。「ふん治るもんか。」と彼らは呟く。しかも治療藥の出現を待つてゐないのではない。半ばあきらめながら、しかしひよつとすると意外な藥が、たとへば梅毒に於けるサルバルサンのやうな藥が、發見されるかもしれないと夢のやうな希望を有つてゐる。かういふ希望が夢のやうなものであることは意識しながら、やはり捨てきれないのだ。だから彼等は療養所で研究を續けてゐる醫者の言葉となると非常に信用する。それはその醫者が永年の間癩ばかりを見、癩を專門に研究してゐることを知つ

てゐると同時に、他の醫者のやうに誇大で斷定的でないからである。

たとへば、この前「金オルガノゾル」が發表された時も、患者は丸で相手にもしなかつた。ところが一日院長が全患者を禮拝堂に集めて、この藥の内容を説明し、効目があると思はれるから試驗的にやつて見たい、希望者は申し込んで欲しい、と述べると、忽ち信用して、申込みは文字通り醫局へ殺到した。が、殘念なことにこの藥は効果がなかつた。「結局、どんな藥をやつたつて効きやしない。」とみな苦々しく呟く。

と記されている。

京都帝国大学病院西部構内の最も西南の端、鴨川東岸川端通り沿いのコンクリート塀の内側、古い灰緑色ペンキ塗り木造二階建ての皮膚病科黴毒病科教室本館玄関前を西へ通り過ぎた傍らの敷地に建つ鉄筋コンクリート二階建て白色の洋館が「特研」の本館だった。癩の病理学、化学、衛生学など基礎医学的研究、並びに患者入院用病室もあって治療に伴う臨床的研究用の機械器具や設備もやっと充実して来ていた。建設費一八万二〇〇〇円、経常費五五〇〇円だった。

洋館の前庭に粗末なトタン屋根、木造のバラック小屋があり、これが当時の癩患者外来診察室だった。小屋の入口には、それを囲うように目隠しの生垣が作られていた。たった一つの窓しかない薄暗く狭い診察室には、天井からぶら下がったコードに裸電球が一つ。冷たいコンクリートの床に置かれた古い診察机と粗末な椅子二つ、マットの半分破れた寝台、消毒液の入った洗面器、見るからに殺伐とした部屋だった。すぐ北隣には精神科の病室もあり、また西側の高い塀には、通称不浄門と呼ばれていた死亡患者を送り出す小さな出入口もあった。（現在、この辺りの構内はすっかり様変わりして、分子生物学や再生医学など最先端医療、医学関連の研究棟がいくつも建ち並び、昔の面影は全く伺えない。）

一九三八（昭和一三）年八月、皮膚病科特別研究室は正式に発足し、小笠原は主任となる。日支事変が始まって既に一年余りが経っていた。国家総動員法が公布施行され、あらゆる人的、物的資源は有無を言わさず根こそぎ国防目的のためへのみ統制、運用される世の中になりつつあった。

癩の二〇年根絶計画が発表され、無癩県運動は着々と進められていた。戦時国家において全く役立たずの癩病患者は、一刻も早く根絶すべき汚辱の徒輩であり、民族浄化達成のためには即刻強制隔離、断種を断行するべく、警察、行政の取締りは日増しに厳しくなっていった。

そんな時期、町なかに隠れ住んでいた患者は皆密かに顔を隠し、朝まだ暗い中に家を出て「特研」の小笠原外来へやって来た。陽が昇る前に病院に着いて診察室の小屋の陰でじっと待っていた。診察が済んでも、日が暮れて暗くなってからでないと帰途に就かなかった。人目をしのんで不浄門からこっそり出入りする者もあった。小笠原は患者のために夜遅くまで診療を続けた。終いには昼間より却って夜の方が混んできたが、彼は時間には全く無頓着だった

カルテの住所は府県名だけ、あとは性別、生年月日と仮（変）名を記し、病名欄は常に空白、

あるいは適当な別の診断名、決して癩病とは書かなかった。書けば必ず警察へ届けねばならなかったからである。法律に触れないぎりぎりの線で彼の固い医学的信念に基づいて、患者本人及びその家族や親類縁者を絶対強制隔離の恐怖と周囲の差別、偏見から擁護していたのである。

小笠原の診療を補助するスタッフとしては、生涯、独身だった姉の政尾が実家から応援にやって来て、主に調剤や注射の準備を受け持った。後に加わったクリスチャンで看護婦の戸田八重子は、元熊本のハンナ・リデルが起こした回春病院に勤務していたが、一九四一（昭和一六）年二月三日、仮想敵国英人の病院の理由で強制閉鎖、解散させられたため、京都の小笠原を頼って来た人物。彼にとことん惚れ込んで、本来の看護婦以外のあらゆる日常業務に、終日、献身的に務めた。もう一人の看護婦高橋茂子は小笠原の遠戚、結婚して鎌田姓となってからも生まれた子供を背に負うて働き、小笠原の身の回りの世話をしたこともあった。更に島マサ子は夫に早逝された未亡人で福井県出身。長身で器量が良く、てきぱき仕事をこなしたが、夜ともなればダンスにも通うハイカラな女性だった。

以上三人の看護婦は、いずれも同時期の勤務ではなかったので、常に慢性的な看護婦不足に悩まされ、看護業務はいつも支障続きだった。男性では石畠俊徳、兄秀實の教え子で大津石山の浄光寺住職だったが、学会のたびに常に鞄持ちとして小笠原に随行し、事務的な仕事も手際よくこなした。

小笠原は、七年前の一九三一（昭和六）年に『癩に關する三つの迷信』（「診断と治療」昭和六・

一二）と題する論文を発表して、（一）癩は不治（二）癩は遺伝病（三）癩は強烈な伝染病、の三つはいずれも根拠のない誤りであるとし、次のように説いている。

（一）癩は結核に比べて遥かに治癒率が高く、早期に発見診断して処置すれば、進行を遅らせて後遺症のみにくい止め得る。

（二）癩にかかり易い感受性は、体質や栄養状態、職業などの環境因子を共にする家族では類似の可能性が高いので、あたかも遺伝による発病とされてしまう。

（三）「千有余年間、何らの予防施設を施すこともなく放置せられたるにもかかわらず、今日未だ全国民悉くが癩によって侵されるに至って居らぬ」事実は、癩病は微弱な伝染病に過ぎぬことを示す。伝染性の大きい結核患者が大道を歩くを許され、伝染性の危険が殆どない癩患者が悉く幽閉を強いられるのは甚だ矛盾する。

また、第三回、第八回の癩学会における「癩患者の體質」論に続き、一九三九（昭和一四）年八月の第一三回日本癩学会で、小笠原はいわゆる「鐘と撞木」論を発表をする。鐘（人体）と撞木（癩菌）二つが合わさった時に、初めて鐘が鳴り音がする。つまり感染が成立する。撞木を強く打てば鐘は鳴るが、弱ければ鳴らない。弱く打った時でも、鐘が非常に響き易い材料で造ってあれば鳴ることもある。これに反して、撞木が太くて大きい場合は、弱く打った場合も当然鳴る。

鐘を造っている金属材料の如何にかかわらず、必ず鳴り響く筈である。つまり感染力の非常に弱い癩菌にあっては、人体の感受性（素質）すなわち体質が、発病とその進展に大きな問題になると提言し、更にその体質はそれぞれの個体（個人）の遺伝的な因子と環境因子によって影響されるから、癩病の感染と発病に対する予防措置には、栄養状態の改良や住宅環境の整備がより一層大切であると結論している。

今日の目覚ましい免疫学の発展は一九六〇～七〇（昭和三五～四五）年代になって初めて、近代医学としてその緒についたと言っても過言ではなかろう。したがって一九三〇～四〇年代における小笠原の提唱した癩の発生病理、免疫論はまさに画期的な研究業績だった。だが、不完全、かつ時には却って誤解を招く紛らわしさを孕んだ中途半端な「体質」なる用語を使用したが故に、その先鞭をつけた発表者小笠原、受け取った医学会々員諸氏の両者ともに、発言の行き違いや揚げ足取りに終始し、討論の不十分、不満足さは免れ得なかった。

ちょっと信じられないかとも思うが、筆者が研究室に入った一九五五（昭和三〇）年現在では、人のリンパ球の機能、生態については全く未知、未解、謎の血液組織成分だったのである。

例えば麻疹やチフスなどの伝染病罹患後の免疫、天然痘予防への種痘、結核予防へのＢＣＧ接種などの人工的付与免疫は、すべて人体が病原体に接触したことによって得られる「獲得性抵抗力」（後天性免疫）であり、他に生まれながらに持つ「自然抵抗力」（先天性免疫）があるが、それらの免疫機序の詳細、特にリンパ球との関連については当時まだ、一切、知られていなかった。

現在から見れば、ハンセン病菌は感染力が弱いので、人（個）体の「自然抵抗力」が強ければ感染は起こらない。「自然抵抗力」が無いか、小さい場合には感染は起こるが、感染後も菌の増殖力は弱いので直ぐには発病するに至らず、同時に「獲得性抵抗力」も徐々に大きくなって行く。この抵抗力増加に際しては栄養状態、その他の環境因子が大いに関与する。抵抗力が大きくなればなるほど菌の増殖は妨げられ、発病の可能性は少なくなるという理屈である。要は感染を防ぐ隔離より、身体に抵抗力が付きそれが増えるような、人間を取り巻く家庭や社会における環境条件の改善整備への努力の方がより大切である、という小笠原理論の正しさは至極当然、かつ一目瞭然なのである。

しかし国が一旦、制定した法律を無視して隔離や断種に反対し、大学病院での外来治療を続ける小笠原に対する風当たりはますます強くなる一方だった。彼が助教授になった年、一九四一（昭和一六）年一一月に大阪大学で開かれた第一五回日本癩学会席上で、彼は遂に国策に反逆する国賊、《その罪万死に値する》と鋭い口調のもとに、「療養所派」の一会員医師によって切り捨てられた。同時に、あくまで癩菌の《微弱な伝染性を重点的に主張》しようとする小笠原の発表に対して、座長は彼から単に《伝染性》の言質を取ることのみで、その質疑応答を一切省略し、即座に討論を打ち切ってしまった。

まさに神聖な学問の場である筈の学会は、新聞・ラジオ・雑誌などあらゆるマスコミを巻き込んだ挙句の、見事に謀られた政治ショウに堕した小笠原殺しの一幕になり果てたのであった。後に「療養所」派の医師や研究者からも、彼の唱える体質論に沿った学説がいくつも出てくるが、余り顧みられることもなく、民族浄化と終世隔離の癩対策は尚も続いた。小笠原は、その後も「特研」で相変わらず己の信念に従って外来診療、時に入院治療を続ける傍ら、一層の研究に励んでいった。

　ちょうどその頃、「特研」を訪ねて小笠原の薫陶を得、後にハンセン病史に赫々たる名を残すことになった二人の医学徒、西占貢と大谷藤郎について触れておこう。

　西占貢《にしうらみつぐ》。一九二〇（大正九）年三月四日、兵庫県神戸市の生まれ。第三高等学校時代、御殿場で開かれたＹＭＣＡ夏季学校参加の際、神山復生病院の岩下壮一神父に会い、癩に取り組む決意を固めた。京都大学医学部卒業後の一九四六（昭和二一）年九月、小笠原登のいる皮膚病科へ入局、彼が定年退職の翌年に「特研」主任の助手、四年後、助教授に任ぜられた。西占は委託治療制度を導入して、低レベル医療下にあった癩療養所患者を京大病院へ転入院させて合併症をも含めて、より十分な治療が出来るようにした。しかし、その後も国の隔離政策を推し進める行政当局からの無言の圧力には毫も抗し難く、一九五〇（昭和二五）年頃には「特研」の入院病棟並びに外来治療室も遂に閉鎖せざるを得なくなってしまった。一九五九（昭和三四）年、インド国立癌センターへ留学、インドとの交流の始めとなった。翌年、教授へ昇任した。

　その後「特研」は医学部付属皮膚特別研究施設へ組織替え、引き続き主任を務めたが治療対象の患者を奪われては臨床研究も不可能となり、基礎研究と海外でのフィールド・ワークのみを続けることになった。電子顕微鏡によるハンセン病の細菌・病理学的研究に取り組み、技術的な面でも大いに成果を上げて、「キョウト・グループ」と呼ばれ称讃されるようになった。

また本研究室はハンセン病多発地帯の国々へ専門医を派遣し、現地での診療と研究に活躍従事させて、国際的な撲滅事業に多大の貢献をした。一九八三（昭和五八）年、西占は定年退官。「特研」は二年後の一九八五（昭和六〇）年に廃止され、患者は皮膚病科の専門外来「皮膚神経外来」へ引き継がれることになった。奇しくも同年一月一八日、彼は医療援助指導と研究のため滞在中のインド、ニュー・デリーで急逝客死した。享年六四。

大谷藤郎《ふじお》。一九二四（大正一三）年三月二七日、滋賀県の生まれ。母親の里が小笠原の実家圓周寺の近くだったため、京都大学医学部在学中から「特研」へ出入りし、診療を手伝いながら彼に師事を乞うた。一九五二（昭和二七）年卒業後は公衆衛生学教室へ入局。一九五九（昭和三四）年、厚生省へ入省。一九七二（昭和四七）年八月、医務局国立療養所課長、一九八一（昭和五六）年一二月、医務局長。一九八三（昭和五八）年八月、退官。「らい予防法」の廃止や「国家賠償請求訴訟」での証言、「ハンセン病資料館」の建設と運営などに大きな役割を果たした。二〇一〇（平成二二）年一二月七日、死去。享年八六。

たまたま敗戦後の一九四七（昭和二二）年九月～一九四九（昭和二四）年四月まで、連合国軍の京都軍政部公衆衛生課長を務めたジョン・D・グリスマン医師は、医学生の時、父と共に米本国ルイジアナ州・カーヴィルのハンセン病隔離施設を訪れた体験があった。彼は、戦時中も国の強制隔離政策に従わず、ずっと外来治療の灯を守り続けて来た京大皮膚病科特別研究施設の話を聞いて、即座に支援の意向をGHQ上層部へ伝える一方、開業医の父宛には、米国ですでに特効性が確認されていた注射薬プロミンを私費で送るように依頼した。在任中に彼は、「長島愛生園」を視察し、《自治組織や宗教施設もあり驚く程組織化され、医師も家族のように患者に接していた。しかし病気を治す意味では必要とは言えず、唯一の方法でもない》との感想を語っている。その頃も依然として世界の趨勢に反する絶対隔離政策を続けていた日本の癩疾患治療体制を追認した占領行政下にあってグリスマンは、特に反骨の意気高かった京都に赴任してみて、やはり医師個人としては大いに感じるところがきっとあったに違いない。一九四九年二月末、彼は父に宛てた手紙に《新たな概念（外来治療）の種を撒きたい。ここで我々が始めればこの先五年、一〇年、二〇年後に誰か実現させてくれる。今は（隔離）政策を変更する時期、少なくとも変えることを考える時期にある》と記している。だが一方において、彼は既にその年秋から母国ボストンのハーバード大学公衆衛生学大学院へ入学することが決まっていた。ために四〇日後の四月初め、退任となって京都を去って行った。後任の隣県滋賀軍政部から兼務で派遣された軍医ジョン・B・ブライソンは相変わらず隔離続行を指示し、在宅の患者も長島愛生園へ入院させてしまった。結局、グリスマンの意向も一時的な方針のみに終わり実現することはなかった。返す返すも残念な、今尚、惜しみて余りあるエピソードの一つである。
その後日譚――約半世紀以上の後、このグリスマン医師の秘話を報じた『京大特研―ハンセン病外来秘史』①～④（毎日新聞京都版二〇〇五・一一・一七、一八、二四、二五）の連載記事は、二〇〇六（平成一八）年九月、第二五回ファイザー医学記事賞の大賞に見事輝いたことを付記しておく。

一九四八（昭和二三）年一〇月、小笠原登は万年助教授のまま、六〇歳をもって定年退職した。一二月、国立豊橋病院に新設された皮膚泌尿器科医長として赴任した。しかし癩一筋に歩んできた彼の皮膚泌尿器科臨床経験は推して知るべし、患者や病院当局からの評判は余り芳しくなかった。それよりももっと困り、かつ怖れられた事態が発生した。京大病院で小笠原に診てもらっていた癩患者が、豊橋まで押し掛けて来たのである。已むを得ず小笠原は平日は官舎の自室で密かに彼らを診察し、土、日曜日は電車で約三時間かかる実家圓周寺に頻繁に帰り、ずっと癩診療を続けていた。が、次第に病院当局の知るところとなり、小笠原は一九五五（昭和三〇）年七月、遂に依願退職を余儀なくされる。それまでに至る約六年半、六〇歳を越してからの綱渡り的掛け持ち診療は、心身両面においてさぞかし大変な負担で苦労が多かったことだろう。
一九五七年（昭和三二）年九月、彼は乞われて鹿児島県奄美大島の国立療養所「奄美和光園」医官に就任する。光田健輔が「長島愛生園」を退官した直後だった。彼の威光が如何に大きかったかを物語っている。ここでの小笠原は減食療法や漢方治療、各種の民間療法に固執し、医者というよりむしろ僧侶か聖者の趣きを漂わせて〈和光園の良寛さん〉の異名さえ貰うようになっていた。

一九五八（昭和三三）年の暮、異端の画家田中一村が彼への紹介状を携えやって来た。世に容れられぬアウトサイダー同士の二人は忽ち意気投合して、同居生活をしたこともあった。

一九六六（昭和四一）年一〇月、小笠原は七八歳をもって退職、甚目寺町の実家へ帰郷する。

一九七〇（昭和四五）年一二月一二日朝一〇時、癩に捧げた四〇年の生涯を閉じて死去。享年八二。

ここで皮膚病科特別研究室と筆者自身の、些かの係わりを付け加えておく。

一九五五（昭和三〇）年四月、筆者は京都大学結核研究所臨床部門の病態生理学教室へ入局した。早速、教室の研究目標である結核の免疫・アレルギー学的研究に関連して、主任教官から結核菌とハンセン病菌の生体内増殖比較の観察実験を命じられた。

ハンセン病菌は現在も人工培養不可能なため、菌株の保存にはすべて動物接種を重ねるしか他に方法がない。実験動物にはマウスを用い、菌株は鼠癩菌を使うのであるが、実験のたびに鼠癩菌に感染したマウスを「特研」へ貰いに通うことになったのである。

最初に伺った「特研」の部屋でお会いした西占貢助教授の印象は、まさしく凛とした高僧の面影に接する思いであった。見事に禿げ上がって照り輝いた頭、額、顔かたち、静かな口調の語りかけ、落着いた話しぶりは、見るからに威厳風格に満ち溢れたものだった。さすが小笠原の衣鉢を継ぐにふさわしい仁術と篤学の師を目の当たりにした感一入だった往時が今も尚鮮やかに想い出される。実際に癩腫（レプローマ）が育ったマウスを飼育篭から出して分けてくださったのは、原田禹雄《のぶお》助手だった。当時、本邦で最初に経口剤ＤＤＳを手掛けて育て上げ、効果を認めて発表したのも、本京都大学病院皮膚科「特研」の彼ともう一人の共同研究者の助手今枝保であった。プロトゲンと命名したのも原田助手だった。後に国立療養所「邑久光明園」、同「長島愛生園」各医長を経て、一九七七（昭和五二）年より「邑久光明園」所長に就任した方である。今枝助手は、その後南米ベネズエラ国立科学研究所実験病理部門へ赴任。一九七〇（昭和四五）年より米国ニュージャージー医科歯科大学教授となった。在職中の一九八八（昭和六三）年八月、死去。享年六〇。

因みに、結核菌であれば、試験管やフラスコ内で容易に人工培養可能、いつでも自由に菌株を採取出来るのだが、癩の場合にはその都度貰ってきたマウスを殺して皮膚を切開して癩腫を取り出し、適当な大きさに切り刻んだ後、乳鉢中で生理的食塩水を加えながら磨り潰して菌液を作るのである。操作のすべては絶対に雑菌の汚染を避けて清潔に行わなければならず、かつ均等な菌の拡散液というものは、そう簡単には作れない。そしてどうにか出来上がった菌液を使って、やっと実験が開始される。朝から晩まで、時には夜中までかかって徹夜覚悟で、小さな鼠一匹相手のノイエ・ヘレン（新入生）の筆者にとっては、まことに忍耐の要る、辛く厳しい難行苦行続き、修業三昧の毎日であった。

約半年ほど、「特研」通いをしながらいろいろな実験に取り組んだが、結局、思うような結果が得られず、研究は中止となった。その間、「特研」からは癩学会の機関誌「レプラ」を何冊も借り出しては熱心に読みふけったし、原田助手には終始何かとハンセン病菌についての参考意見を教示いただいて面倒なお世話をかけた。

先述したように、「特研」は一九五〇（昭和二五）年頃から国の方針で患者治療を中止せざるを得なかったので、筆者が通っていた時にはもはや臨床部門は閉鎖されており、実際にハンセン病患者へ接する機会はなかった。

今はなべて、遠く過ぎ去った若き日の懐かしい想い出となってしまった。原田禹雄はハンセン病治療の素晴らしい臨床家であるのは勿論、琉球王国の古代史にも詳しく、尖閣諸島領有問題にも一見解を持つ学究の徒、かつ優れた歌人で、塚本邦雄創刊主宰、寺山修司らも参加した歌誌「極《きょく》」の同人でもあった。筆者より三年上の先輩、今も尚、京都市西京区大原野の地にご健在、歌の道にご活躍の由に聞く。

最後に、たった一度だけハンセン病の未治療患者を診た、貴重な学生時代の何とも恥ずかしい体験を記しておきたい。

医学部四回生の第一外科教授外来実習時、一人の初老男性患者が予診室へ訪れて来た。医学部学生の巡回外来実習（ポリクリニック、通称ポリクリ）は、一グループが四、五人、教授診察が始まる前に、外来患者から問診、必要に応じて簡単な診察を行い、各々、診断を下したメモ書きを提出して、教授の本診に備えるものだった。

当日、その初診患者の主訴は、右上肢の皮膚感覚麻痺であった。特に前腕から手に及ぶ、それも至って軽度の知覚鈍麻を認めるのみで、運動障害の所見は、一切、見られなかった。他には、別段、異常は発見出来なかった。知覚神経障害の原因は全く判らなかった。

やがて教授の診察が始まった。患者の身体を丁寧に診終わった彼の口から、おもむろに出た言葉は「アウスザッツ……」であった。我々は思わず「？……、？……」、何のことやらさっぱり解らないまま、患者の手前、只、黙って教授の説明にうなづくばかりだった。

ドイツ語で、レプラ（Lepra）は、一名 Aussatz とも言うことを、医学生のくせに不勉強な筆者たちは誰一人として知らなかった。勿論、レプラと言われれば、当然、解ったのだが、教授は患者が直接、病名を知る際のショックを慮って、わざわざそのような別表現を採ったのだった。

外来実習が終って、早速、ドイツ語辞書を開いた時の、まさに己の医学的技術以前の初歩にさえも届かぬ、医学用語学への無知蒙昧さ、そのショックの強烈さは、生涯忘れることの出来ない苦い想い出となったのであった。

四　長島の女医たち

（一）国立療養所「長島愛生園」

一九三〇（昭和五）年一一月二〇日、「長島愛生園」は本邦初の国立癩療養所として、岡山県の長島（現瀬戸内市邑久町虫明六五三九）に開園した。一九八八（昭和六三）年五月九日、邑久長島大橋が開通して長島は本土と直結し、翌年には民間路線バスも乗り入れ交通は一段と便利になった。半世紀余を経て、国の離島隔離方針はようやく解消の方向へ動き始めることになった。二〇〇三（平成一五）年、旧事務本館を補修改装後、「長島愛生園歴史館」が開館された。筆者もこれまでに二回、本療養所を訪ねて潮の香ただよう広い構内を歩いて回り、歴史館も見学した。二〇一三（平成二五）年九月、この長島での二つのハンセン病療養所「長島愛生園」「邑久光明園」の世界文化遺産登録を目指す準備会が発足した。わが国におけるかつての誤った強制隔離政策の実態、厳しい偏見・差別に苦しめられた患者、回復者たちの歴史と教訓を後世に伝える取組みとして甚だ意義深い事業である。現在も構内に残る患者専用の収容桟橋や監禁室跡など、数多くの建造物や遺構の保存に努め、人間の犯した負の遺産をぜひ継承していってほしい。

ところで、初めて長島を訪れた際のある想い出が今も鮮やかに心に浮かんで来る。その日、担当の田村朋久学芸員に率いられ構内の万霊山納骨堂へ参詣の途次、一緒だった見学者の某婦人団体の数人が、突然、登り坂の道端を横切る小蟹の列を見付け、立ち止まって大声で騒ぎ出すという椿事が起こった。平素、きっと蟹など余り見たこともない地方から来た人たちだったのだろう。予定の時間を少し遅れていたこともあって、先頭の学芸員が、《あなたたちは、今日何のためにここへ来られたのですか？　もう少し真面目になって静かに見学してください》と声を荒げて苦言を呈した。その婦人たちに悪気があったわけではない、一時の群集心理から発した他愛のない行動だったに違いないのだが、些か軽率な付和雷同、物見遊山的な気分が全くなかったとも言い切れまい。たしかに引率者の田村は、以前

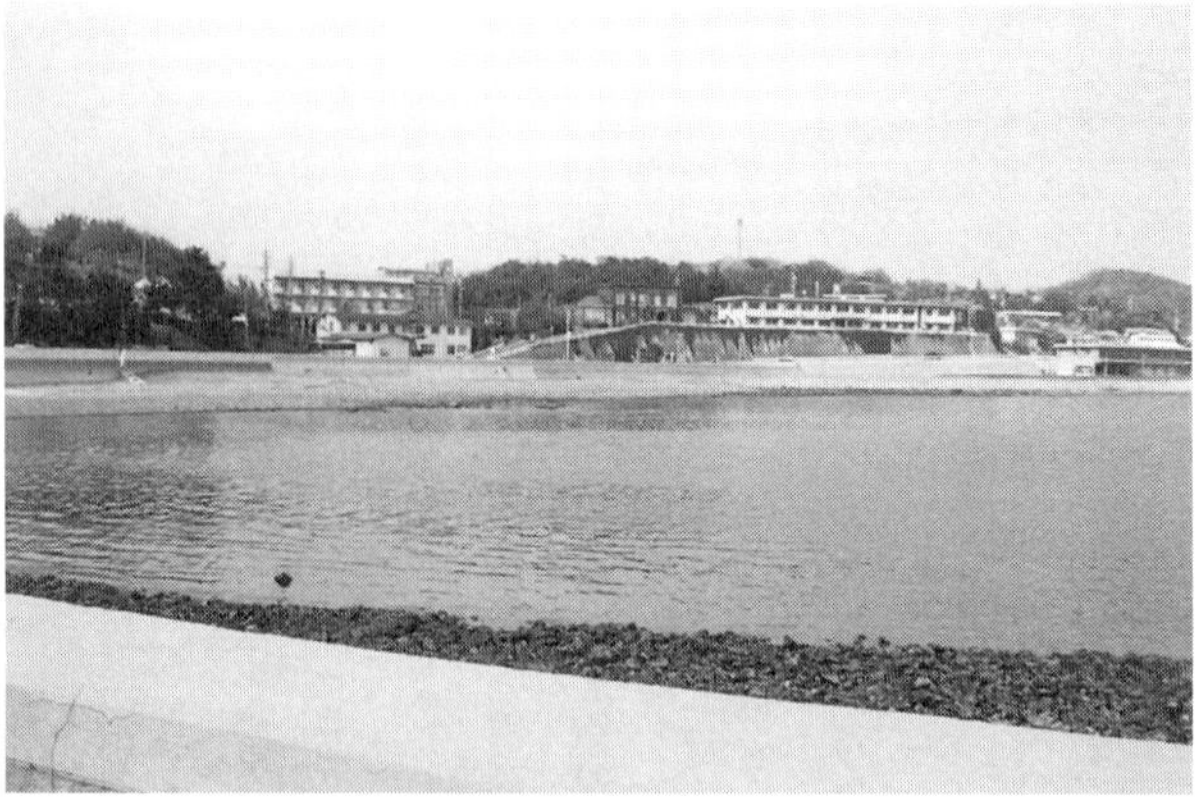

海を隔てて見た「長島愛生園」遠景

にも愛生園関連の出版誌に《長島への訪問見学者を団体と個人の関係に二大別してその主な見学動機を探ると、前者は主として公式行事の一環に拠ることが多く、後者は個人的な関心に基づくものが多い。したがって見学への熱意やハンセン病に対する予備知識は、概して後者が前者を上回っている》と記している。筆者は、彼の言動の端に、連日押しかける多数の見学者をいつも一人で真面目に捌いている努力の空回りの遣り切れなさや、積み重なる苦労の大きさをつい垣間見る思いだった。が、それはともかく、その際同時に、ふと北條民雄『いのちの初夜』に登場する「蟹」の一節、

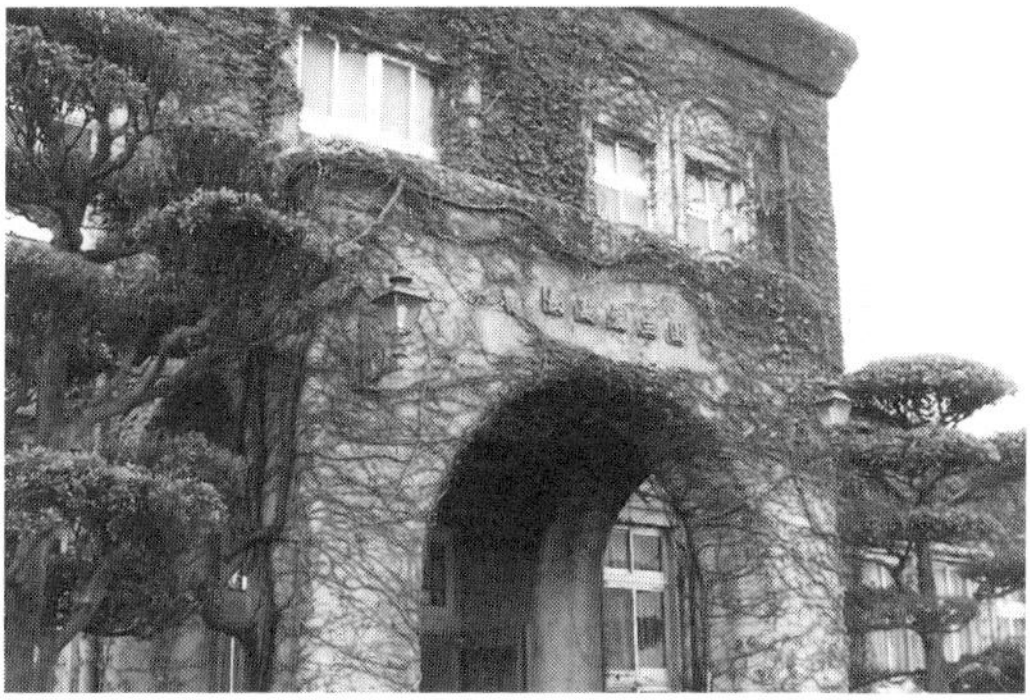
「長島愛生園」歴史館（旧事務本館）

だんだん身動きも出来なくなるのではあるまいかと不安でならなくなり、親爪をもぎ取られた蟹のやうになつて行く自分のみじめさを知つた。ただ地面をうろうろと這ひ廻つてばかりゐる蟹を彼は思ひ浮かべて見るのであつた。

を脳裏に甦らせていたことを白状しなければならない。例の尾田が、入院の初っ端に入浴を強いられ、提供

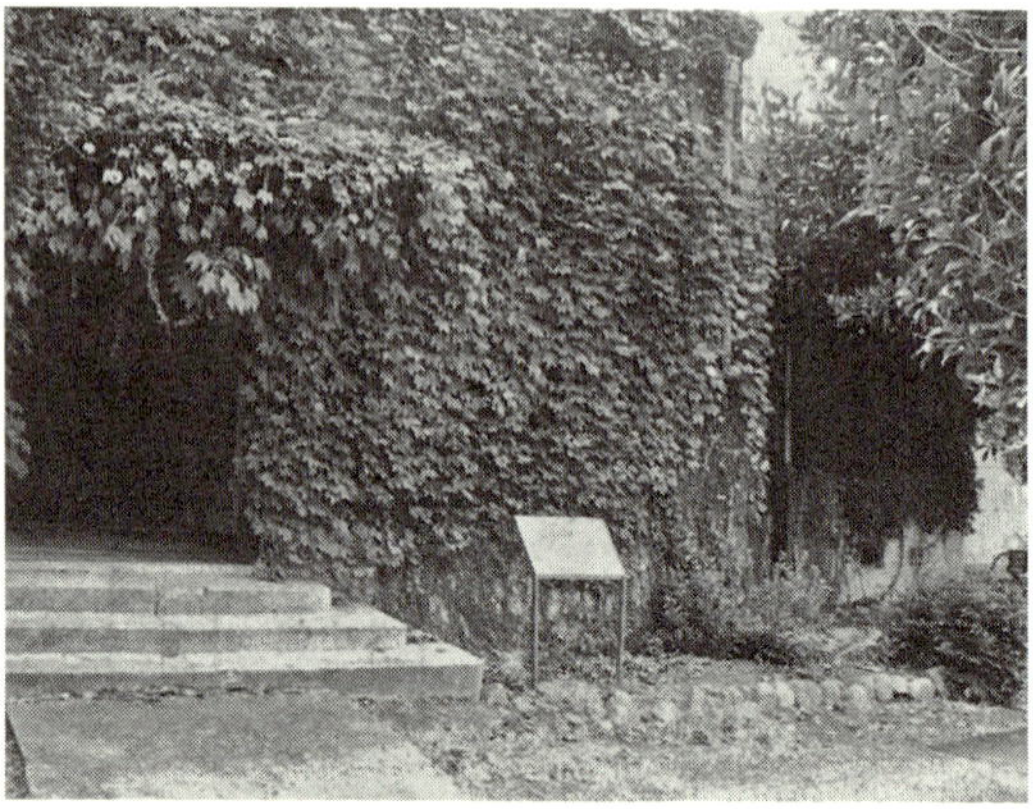

収容所（回春寮）入口

された棒縞の着物や金券に病院の組織の一端を推測し、監獄へ行く罪人のような戦慄を覚えるシーンの描写である。しかし何故尾田は蟹を思い浮かべたのだろうか？　長島と異なり、武蔵野の真ん中に建つ全生病院構内に蟹など居る筈もない。もしかすると入院前の彼が死に場所を求めてさまよった江の島の岩頭で、足許へ這って来たのを滅茶に踏み殺したあの赤い蟹の幻影が襲ってきたのだろうか。蟹の語は癌（Cancer・Krebs）をも意味する。癩病はやはり死病の癌と同義の蟹を、彼に連想させたのであろうか。

さて、この「長島愛生園」創設に奔走し第一代園長となった光田健輔の人柄と生き方に接したことが、その後の癩（ハンセン病）医療を志すきっかけとなって当院に就職勤務した二人の女性医師、小川正子と神谷美恵子について述べる。

（二）小川正子

彼女は一九〇二（明治三五）年三月六日、山梨県東山梨郡春日居村桑戸（現笛吹市）に生まれた。一九二四（昭和四）年四月、東京女子医学専門学校本科へ入学。在学中に全生病院を見学、光田健輔院長との出会いがあった。一九二九（昭和四）年卒業と同時に就職を希望したが、他の大病院で内科や外科の実地医療を学び、市井医としても通用する腕前を磨いてくるようにと断られた。よってその年四月に東京市立大久保病院（内科、細菌学研究）、翌年には賛育会病院砂町診療所と泉橋慈善病院（小児科）へそれぞれ勤務、修業した。

一九三二（昭和七）年、再び手紙で全生病院へ就職を願い出たが、医師の欠員ないため叶わず、同院の女性医官西原蕾、五十嵐正両名のアドバイスにより、すでに愛生園へ転赴任していた光田園長へ直接談判に及ぶつもりで、六月一二日、長島桟橋にいきなり上陸した。再会した光田は彼女のことをすっかり忘れていたが、その意気込みに感じ、患者の収容定員超過、医師不足もあり、即刻、採用され就任することになった。

一九三三（昭和八）～一九三六（昭和一一）年、九州各地、高知県、岡山県へ患者検診、収容の旅に出張。

一九三八（昭和一三）年、結核発病し休職、翌年三月に退職した。

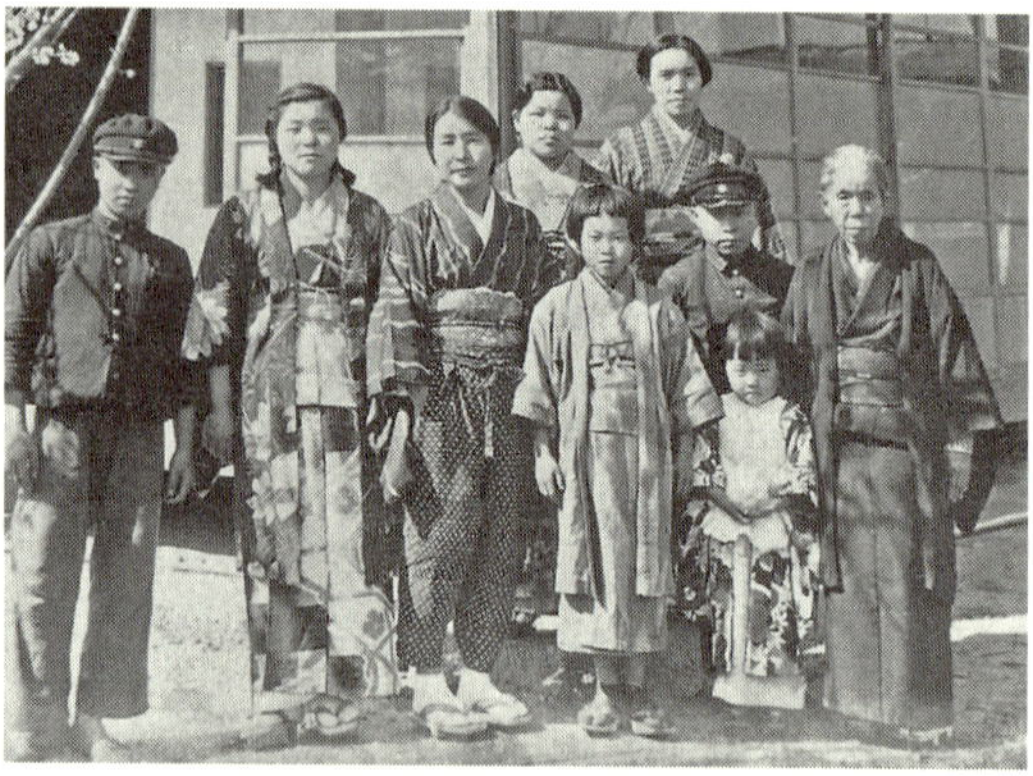

自宅で療養中の小川正子（左から3人目）
〔春日居町郷土館内小川正子記念館発行絵はがきより〕

一九四三（昭和一八）年四月二九日、死去。享年四一。春日居村桑戸二九二の佛念寺墓地に埋葬された。その近くには今も尚、大きな木造三階建ての生家が残っている。春日居町寺本の春日居郷土館に「小川正子記念館」が併設されている。

療養中に執筆した『小島の春』が、三〇万部を超す大ロングセラーとなった。

そもそも同じ「長島愛生園」の医師であった小川正子と神谷美恵子の両人中、今日、（神谷の方は学術的にかなりの評価を得、人間的にも至って好感を持たれているのに反して）小川のみが極端に評判が悪く非難されているのは何故だろうか？

その理由としては、二人の在任した時代背景の影響が挙げられるのではなかろうか。隔離政策の確信犯的人物光田健輔への無批判、無自覚的な敬慕の念に捕らわれた小川は、ともすれば女性医師の特質としての親切で優しい心情や、まじめで一途な献身振りが巧妙に利用され、究極的には知らず知らずの中に為政者側の意図する〈無癩県運動〉推進の手先にならざるを得なかった。

時あたかも、一九三七（昭和一二）年七月の日支事変開始直前の五月一日に国家総動員法が成立施行され、国民精神総動員運動が着々と進められ、世は挙げてファシズム、軍国主義化への道を辿りつつあった。総動員法は、その必要動員業務として、情報、啓発宣伝手段方法等をも、対象に含め選び挙げていた。

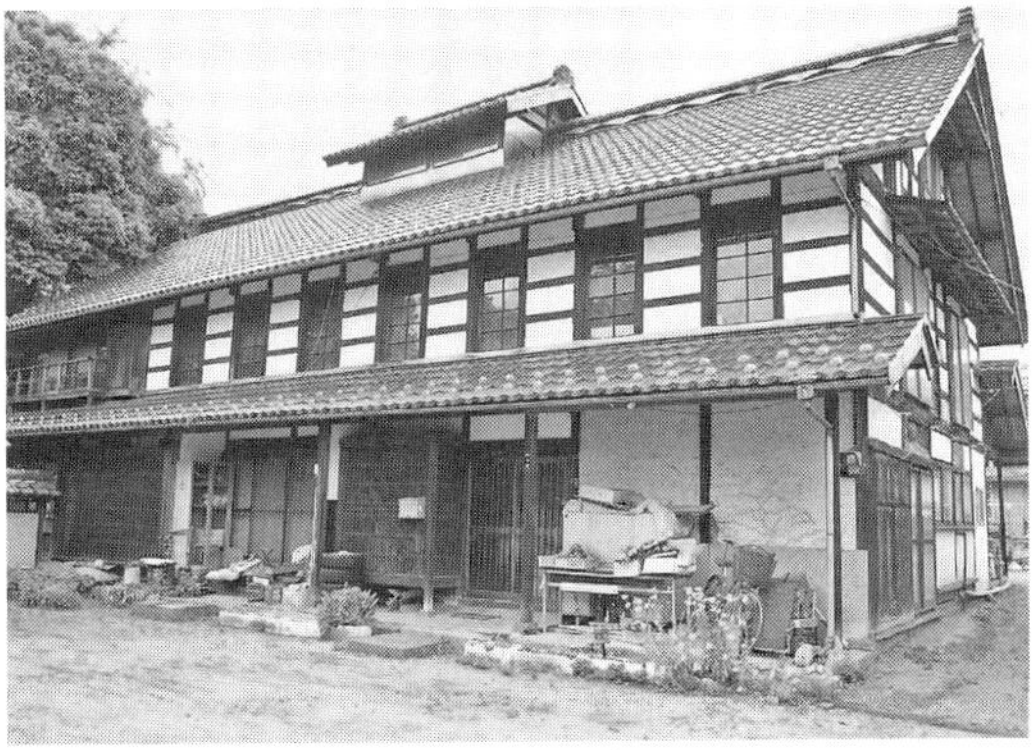
小川正子生家

国策たる癩患者の強制隔離、浄化作業の最前線に立つ尖兵として出張診療、発掘収容へ活躍した業績を纏めた彼女の著書『小島の春』も、その例外にはなり得なかった。

以下『小島の春』の内容について、些かの私見を述べておきたい。

一読して、先ず違和感に襲われるのは《祖国浄化》なる字句の乱発、《四国浄化》《土佐の浄化》等《浄化》のオンパレードである。

例えば「再び土佐へ」の章（六）〈御国のために〉中に《身を以て祖国を潔める救癩戦線の勇ましい闘士として、（中略）われらの唯一の戦場であり、また楽土である療養所に向けて出発する希望の朝だ。私たちの列車も出征なのだ。（中略）日の出だ、日の出だ！　土佐の救癩の夜も明けようとしている。（中略）土佐の癩者は救われようとしている。土佐は浄化されようとしている》という、彼女の使命感に溢れた些か高揚調の描写がある。更には《皇太后陛下の御慈しみ、お歌》《大御母の御愛、お歌》《皇恩のあまねき日》など、貞明皇后関連の語句頻用も目に付いてくる。

《お歌》とは、一九三二（昭和七）年一一月一〇日の大宮御所御歌会で、貞明皇后が詠んだ〈癩患者を慰めて〉と題する《つれづれの友となりても慰めよ　ゆくこと難きわれにかはりて》の短歌である。

因みにこの時期は、先の第一章第四節でも触れた「癩豫防協會」が皇室からの下賜金の一部を基金として設立された頃と重なり、国の癩隔離政策と皇室、特に貞明皇后との関係が急速に接近していった時に一致する。安達、光田らの「癩豫防協會」を中心とする抜け目のない一派は、この〈皇后自身は行くことが出来ないので、代わりに友となって患者を慰めてやってくれ〉との意の歌も、隔離政策推進のためのやんごとないお方からのお墨付きとして利用することにまんまと成功したわけである。光田の指示には絶対的な服従者であった小川が、救癩運動へ単なる慈善事業として賛助する皇室に対して格別の疑問も抱かず、自身の講演や著書中に皇后の《お歌》を頻用したのもごく自然の流れだったと言えるだろう。

無意識のうちに犯さざるを得なかった小川の罪過については、近現代史研究家藤野豊の『「いのち」の近代史』や障害者文学の研究者荒井裕樹の『隔離の文学』などに詳述されている。

彼等の小川批判には、大方の点で筆者も異論を挟む余地はない。只、強いて言えば、以下の点だけは考慮されてよいのではなかろうか。何事も時代背景を全く無視しての批判、討議には、やはり些かの無理、難点があろう。今日、現在の視点に基づいて過去の業績を論難し、欠点をあげつらい、ましてや種々雑多な現場の状況検証や個々事例への綿密な調査もなく、机上の専ら原理原則のみにこだわり、大枠の議論だけに終始した断罪的結論は決して建設的な手法とは思われない。『小島の春』には、「国境の雲」の章中に次のようなエピソードも書かれている。岡山県津山の山奥で、連れ合いの爺さんのことを思い遣って、余命幾ばくもない斑紋癩の婆さんの収容を諦める件りとか、せがれに逃げ出された山の上の段々畑と牛小屋を婆さんと二人で守っている神経癩の爺さんの入院を、同伴の巡査と相談して見合わせる話など、患者自身とそれを取り巻く環境に小川は、時に応じてそれなりの配慮や心遣いを果している。彼女のやり方は、決して遮二無二、ごり押しの強制手法ではない。或いは「寂しき父母」の章中の、ある田舎で結節癩の重症患者を治療中の開業医に疑問を投げかける彼女に向かって《小川をして、通院治療の可能性を示唆する（つまり非光田的な見解を有する）某開業医に対し、異様な攻撃性を顕にさせることになる》という荒井の文章は、その後、患者自身が進行する病状と経済的負担に耐え兼ねて、進んで長島へ入院して来たことから考えても、やはり不適切でやや正鵠を欠いた表現ではなかろうか。

小川はまた診察の結果、非癩と判っても直ぐには患者名簿より正式に消去できぬ心のあせり、収容患者と家族縁者との別れの悲しさなどを、その都度強く受け留め、詠む短歌に託している。

非癩ぞと直ぐにも言ひてやりたかりし
　想ひを耐へてわかれ來しかも
国境の村たづね來て寄る辺なき
　人等をさらに泣かしめにけり
トラックのふちにつかまりすすり上げ
　すすり上げ泣く四十の男
親と子が泣き別れつる峠路は
　秋さかりなる花野なりけり
夫と妻が親とその子が生き別る
　悲しき病世に無からしめ

国を挙げての「癩豫防法」の厳しい法制のもと〈無癩県運動〉の大合唱のさ中に、譬え、光田の配下でなかったとしても、当時、地方に散らばっていた多くの癩患者たちに対して、ただ独りの女性臨床医に過ぎなかった小川の力では、一体、どのような救いの手立てがあっただろうか。

収容者の中には、これでやっと長かった貧困と偏見・差別の孤立化した底辺生活から抜け出せると、素直に告白する例もままあったと言う。このような報に接する時、筆者は小川正子に対する全否定方向への論議には、やはりいくばくかの抵抗感を持たざるを得ない。

小川の著書『小島の春』の映画化が、予想外に大きな宣伝効果をもたらしたことについても触れておきたい。

国家総動員体制下にあった一九三九（昭和一四）年四月五日に「映画法」が公布施行され、映画製作の許認可や台本の事前検閲制度が導入された。その直後の翌一九四〇（昭和一五）年七月三一日、東京発声映画製作所による作品「小島の春」（監督・豊田四郎、脚本・八木保太郎、撮影・小倉金弥、音楽・津川主一、配役・夏川静江、菅井一郎、杉村春子、三津田健、英百合子、中村メイコ他）が封切上映され、当年度キネマ旬報社ベストテン第一位となった。

原作の一部を改変した八木脚本は、夏川静江演じる〈癩絶滅をお仕事とする人類愛の戦士〉たる主人公の医官小山正子が果たす献身振りの強調を、当局から半ば強制されざるを得なかった。その意図のもと、豊田監督によって美しい内海、里山の風景に彩りまぶされ、いまだ六歳だった子役中村メイコの可憐な仕草に目くらましされて、ヒューマニティ溢れる文芸佳作、感動の名篇に仕立て上げられた映画は、見事なまでにカムフラージュされて、国策宣伝活動のお先棒を担ぐ結果へ導かれてしまった。因みにその年は、同じ八木保太郎の脚本による東宝映画「燃ゆる大空」（監督・阿部豊、配役・灰田勝彦、大日向伝）や、東宝・中華電映公司合作「支那の夜」（脚本・小國英雄、監督・伏水修、配役・李香蘭、長谷川一夫）などが封切られ、また前年には東宝映画文化映画部製作の「戦ふ兵隊」（脚本／監督・亀井文夫）が検閲によって上映不許可、公開禁止になっていた。

これをしも、ただ単に小川独りの自己責任に帰することは出来ないし、その後の時代変革がもたらした逆転悲劇での、ヒロインの負わされた罪状のやや過重、過大視化（?）の現象についてもまた再考の余地があるのではなかろうか。


ところで、『田中英光全集・第一一巻』（芳賀書店、昭四〇・一二・二〇発行）所収の年譜中、一九三九（昭和一四）年の項に《四月一日、小川正子著『小島の春』を家族に註文する》と記されている。

ちょうど中国大陸へ出征、山西省に駐留中の出来事である。前年一一月に出版されて忽ちベストセラーになったこの本を、彼が何故に? といぶかり調べてみると、田中は一時期、北條民雄の作品を少しは読んでいたことが判った。

一九三六（昭和一一）年秋ころ、彼は『独楽』と題する小説を書き太宰治へ送り「日本浪漫派」への登載を依頼しようと思っていた。

その頃太宰は千葉県船橋町に住んでいたが、パビナール依存症で一〇月一三日から一カ月間、東京武蔵野病院へ入院、受療している。

太宰の死の翌一九四九（昭和二四）年一一月三日、田中は三鷹・禅林寺の太宰治の墓前で自殺したが、たまたまその際、昭和一一年一〇月七日付、差出元朝鮮京城府西小門町一二七―一小島方からの師太宰治宛の投函されなかった封書で、「『独楽』の自序に代へて」と題する長文書簡（四〇〇字詰原稿用紙約三五枚相当）が見付かった。

その一部と推定される全集所載の「太宰治への手紙」から、北條民雄への関係箇所を抜粋、紹介しよう。


太宰さん。手紙を書きます。

いつか申し上げた、ぼくの五百枚の手記（『独楽』―筆者註）はできました。別便でお送りします。

が、しかし、ぼくは自信をもつて、この小説をお送りすることはできませんでした。（中略）なぜなら―自信のない理由から先に言ひます。

ぼくは近頃北條民雄の「癩院受胎」と島木健作の「癩」を読みました。そして、はつきり、ぼくが負けたと感じたのです。（中略）

太宰さんは、勿論、お読みになりましたらう。

あなたの「ダス・ゲマイネ」を読んで、ぼくはやはり泣き笑ひしました。しかし、負けたとはおもはなかつた。うまいとはおもつた。心は美しいとおもつた。苦しんだひとだとはおもつた。しかし、救ひがどこかにあるのです。たとへ、あなたが自殺したとしても、それがあなたには逃げ路である気がしました。

しかし、前記の二小説には、救ひがない、逃げ路がない。なんといふすさまじい小説かと、ぼくは打倒されました。ぼくは作者の資質のことをいつてゐるのではありません。北條氏は癩病人でも、小説書きとしては、じつにおだやかな感受性の作家ですし、島木氏は、現在、立派なプロレタリア作家です。

ぼくはこの作品の内容についても絶望なぞはかんじません。

北條氏の小説では、癩病人の兄が癩病人の妹にむかつて、不義の子を、「生め、生め。《〔ママ〕》」と力強く励ましてゐる、美しいテーマがありますし、島木氏の小説では、業病にをかされた、かつての輝けるオルグが、マルクシズムから離れられない態度を、客観的な嘘のない描写で語つてゐる、厳粛なモチーフがあります。（中略）

しかし、この小説にはあかりなんぞ、さしてはゐません。あるものは、否定の否定でせうか、虚無よりの創造でせうか。理由なぞはよくわかりませんが、一口にいつてみれば、「癩院受胎」ではとにかく、これを書いてゐる当人が癩病なんだ、周囲が癩病なんだ、原稿紙にもペンにもレプラ菌がくつついてゐるんだという事実がちらついて、北條氏の為に、おのれの為にたまりませんでした。（中略）

ぼくの敗北感は、ぼくの苦労が、ぼくの困窮が、はつきりと、二人の作家に劣つてゐるとかんじたところによります。癩病よりも、もつと、ひどい呵責を考へてみました。ちよつと考へあたりません。実のところ、ぼくも癩病になりたかつた。

ぼくは、「俺みたいに苦しんだやつがゐるかい、〔ママ〕」といつた自信を腹にひそめて、世のなかにでたかつたのです。

ぼくは惨めなつらをして、あなたに手紙を書いてゐます。

いまの文壇なんかに尊敬できるひとはゐない、白眼《にら》んでゐたのに、ぼくなんかより、苦しんできた男がゐる。

北條民雄！

どうです？　太宰さんはどんな風にお考へになりますか。

ほんとのことをいへば、ぼくなんかのでる幕ぢやないと、思案もしてみました。今でも八分はさう信じてゐます。（後略）

長々と引用したが、何しろ原稿用紙三十数枚だから、もっともっと続く。が、以下は、些か甘ったれた口調で、途中からは《北條民雄に打たれた印象は消えませぬが、自分も癩病でなければといつた、さし迫つた気持はうすらいできました》となる。ある女の子（小島喜代を指す―筆者註）と婚約し、結婚式をあげたいと述べ、《ぼくの小説がもしいゝものだとしたら、この暗い世の中に、手前勝手ですが、ちよツと明るい結婚式だとおもふんです。御免なさい。／じつに、虫のよい考へです。御免なさい》で文章は閉じられ、日付と名前《昭和十一年十月、田中英光拝》で手紙は終わっている。

発表されている田中作品から推し計る限り、彼の人生に与えた北條民雄の影響は殆ど感じられない。小川正子の『小島の春』も、果たして戦地へ届いたのか、その後田中は、それをどのように読んだのか読まなかったのか、今はその委細を知る術はない。

只、川端康成が、太宰治の『道化の華』と比べて北條民雄の『間木老人』の方へ、より心を動かされた同じ一九三六（昭和一一）年、太宰治の弟子を自任していた田中英光もまた、やっぱり師の『ダス・ゲマイネ』には泣き笑いしただけなのに、北條民雄の『癩院受胎』には負けたと吐露しているのは、何とも皮肉、珍妙な取り合わせだと言わなければなるまい。

（三）神谷美恵子

二〇〇九（平成二一）年一〇月三日から一二月二〇日まで、京都市左京区の百万遍にある思文閣美術館で「没後三〇年　神谷美恵子がのこしたもの」なる展覧会が開かれた。

神谷美恵子が愛用した万年筆やボールペン、晩年使用の眼鏡を始めとして、本人と家族、恩師、友人、知人らの写真、書簡や生原稿類と著書、その他関連参考書籍など二百数十点に及ぶ資料が、彼女の閲した生涯に順じて陳列展示されていた。その生々しい遺品に接して覚えた強い感動は、今も尚、心の奥底に残っている。

彼女の長男律は、「展覧会によせて」と題する一文の中で、《母が何かするときにはいつもすごく夢中になっていたことです。一日の多くの時間を執筆と読書に「没頭」してすごし、夕方になると今度は嬉々としてコロッケを揚げ始めるのでした。ものごとを心から面白がられること《ママ》。これが彼女の一番優れた才能だったかもしれません。その能力は亡くなる直前まで衰えませんでした。（中略）すべての場面で理性とともに心を全開にしていました。感情のバランスを取るのは楽なことではなかったにちがいありません。でも、その緊張のおかげで、おおいに疲れながらもおもしろい人生を歩むことができたのだろうと思います》と述べている。神谷が目まぐるしく駆け抜けた六五年の輝く人生を、まさに言い得て妙、語りて余りある息子の母親像なのだろう。

そもそも筆者が神谷美恵子を知るきっかけとなったのは、彼女の父親が敗戦直後の一九四五（昭和二〇）年八月一七日に成立した東久邇宮稔彦内閣の文部大臣として翌一八日に入閣起用され、次の幣原喜重郎内閣へそのまま引き継がれ、一九四六（昭和二一）年一月一三日に後任の安倍能成と交代した前田多門だったことに由来する。歴史の大転換期に居合せた文相の名前は、今も脳裏にはっきり残っている。当時、政府主導の「一億総懺悔」なる言葉のもと、軍国主義的教育は一斉に平和民主主義的な方向へ大きく転回して行った。前田自身は新渡戸稲造門下の至って自由民主的人物で敬虔なクエーカー教徒、戦後の教育改革にも大いに貢献したのだが、戦時中の大政翼賛会員だったことを咎められて公職追放になった。その文相への前田就任から後任安倍が辞任する翌年五月二一日までの約九カ月間、在籍中の東京大学医学部付属病院精神科（主任・内村祐之教授）より文部省へ出向してＧＨＱへの通訳や、関係書類の翻訳者として活躍したのが娘の前田美恵子だった。彼女はまた、東京裁判の法廷で、前列席の東條英機被告の頭を叩いた大川周明被告の精神鑑定を命じられた内村を手伝い、その鑑定書の英訳も担当している。

その後、前田多門が会長職に在った日本育英会からの奨学金を、筆者が大学在学中の四年間ずっと受けていたことや、一九五四（昭和二九）年ころに、美恵子の兄に当たる仏文学者前田陽一の「ラジオフランス語講座」を、しばらく聴取していたことなども、案外、彼女の名前の記憶へ繋がっているのかも知れない。

ここで彼女の略歴、特に癩疾患への関心を抱いて医学を志し紆余曲折を経て、遂にハンセン病の精神医学的な研究と臨床に独自の成果を挙げ得た経緯についての抜粋を記しておく。

一九一四（大正三）年一月一二日、岡山市で生まれた彼女は九歳の時、国際労働機関（ＩＬＯ）日本政府代表の父と共に赴いたスイス・ジュネーブで、両親の恩師で当時国際連盟事務次長だった新渡戸稲造と接触する機会を得た。

一九二六（大正一五）年末に日本へ帰国。成城高等女学校時代、叔父金沢常雄の伝道集会で聖書を学び始めた。

一九三二（昭和七）年、津田英学塾本科へ入学。

一九三三（昭和八）年、叔父が、全生病院でキリスト教布教の際、オルガン奏者として同行、初めて癩患者に接し、強いショックを受けた。以後、医師になることを考え、東京女子医学専門学校の規則書類を取寄せ勉強を始めるが、父や津田英学塾長星野あいの反対にあう。

一九三五（昭和一〇）年、津田英学塾本科を卒業し大学部へ進むが肺結核発病、軽井沢で療養を開始。その間、英語科高等教員検定試験の勉強をして受験、合格。一時、病状は小康を得るも、再燃し療養生活を続けた。独学でギリシャ語に取り組み、新約聖書、マルクス・アウレリウス『自省録』を読む。

一九三七（昭和一二）年、人工気胸術を施行して結核は治癒。津田梅子奨学金にて米国留学の機会を得る。

一九三八（昭和一三）年、父がニューヨーク日本文化会館館長に就任。家族共に渡米、コロンビア大学大学院ギリシャ文学科に学ぶ。

一九三九（昭和一四）年二〜六月、フィラデルフィア郊外のクエーカー学寮ペンドル・ヒルで生活、生涯の親友浦口真左と運命的な邂逅をする。浦口は《どうしてかなわないと決めちゃうの。人間、自分がぜひやるべきだ、と思うことはやるべきよ》と主張して、殆ど諦めかけていた美恵子の医学への夢を再び燃え上らせる。更に当時の彼女が恩師と慕い、盛んに文通を交わしていた哲学者でクリスチャンの第一高等学校教授三谷隆正からの《汝自身たれ》という励ましや、医学志望大賛成の助言もまた大きな勇気をもたらしたに相違ない。父とは癩医療に進まないという条件で折り合いが付き、ようやく念願の医学への進学を許され、九月よりコロンビア大学理学部・医学進学コースへの転入科を果たした。二五歳。

一九四〇（昭和一五）年七月帰国、東京女子医学専門学校本科への編入学を許可される。二七歳。

一九四二（昭和一七）年、東京帝国大学付属病院精神科医局長島崎敏樹により精神医学への興味を触発される。が、同時に木下杢太郎のペンネームを持つ太田正雄の皮膚科研究室を訪問し、癩接種動物の解剖を見学、癩の組織標本を鏡検し、太田の著書『現代の癩問題』を読んで、やはり将来の進路を癩医療に捧げるべく密かに決意する。

一九四三（昭和一八）年八月五〜一六日、医専夏季休暇中に父より見学だけなら行ってもよいとの許可を得て、「長島愛生園」で一二日間の実習。癩医療の凄まじい実態に触れて強い衝撃を受け、光田健輔園長からは大きな影響を感得した。

彼女は当時の見学日記に、「らいの人に」と題する一篇の詩を載せている。

光うしないたるまなこうつろに
肢《あし》うしないたるからだになわれて
診察台《だい》の上にどさりとのせられた人よ
私はあなたの前にこうべをたれる。

あなたはだまっている
かすかにほほえんでさえいる
ああ　しかし　その沈黙は　ほほえみは

長い戦いの後にかちとられたものだ

運命とすれすれに生きているあなたよ
のがれようとて放さぬその鉄の手に
朝も昼もつかまえられて
十年、二十年、とて生きてきたあなたよ

なぜ私たちでなくあなたが？
あなたが代わって下さったのだ
代わった人としてあらゆるものを奪われ
地獄の責苦《せめく》を悩みぬいて下さったのだ

ゆるしてください　らいの人よ
浅く、かろく、生の海の面《おも》に浮びただよい
そこはかとなく　神だの霊魂だのと
きこえよいことばをあやつる私たちを

ことばもなくこうべたれれば
あなたはただだまっている
そしていたましくも歪められた面に
かすかなほほえみを浮べている。

一九四四（昭和一九）年、秋、東京女子医専を首席で卒業。父の意向に抗し切れず、東京帝国大学付属病院精神科へ入局。三〇歳。

一九四六（昭和二一）年七月、神谷宣郎と結婚、三年後に宣郎が大阪大学理学部教授として赴任したので、美恵子も東京大学を辞任、関西の芦屋へ移り神戸女学院大学非常勤講師に着任。

一九五二（昭和二七）年、阪大医学部付属病院神経科研究生として入局。三八歳。

一九五五（昭和三〇）年、初期の子宮癌発見、ラジウム照射で進行を抑える。

一九五六（昭和三一）年、夫宣郎の助言でらいの精神医学的研究を計画、金子仁郎阪大教授の許可、光田園長の了承を得て調査開始。

一九五七（昭和三二）年「長島愛生園」へ非常勤としてらいの精神医学的調査研究、不定期診療、愛生園準看護学院講義に従事する。

一九六〇（昭和三五）年、医学博士の学位を授与され、神戸女学院大学社会学部教授に就任。『生きがいについて』を構想、執筆開始。

一九六三（昭和三八）年、神戸女学院大学は非常勤となり、津田塾大学教授に就任。宣郎はプリンストン大学で研究。美恵子も八〜九月に渡米しカーヴィル療養所見学。帰途、英、仏両国に立ち寄り、ミシェル・フーコーに会う。

一九六四（昭和三九）年、神戸女学院大学辞職。

一九六五（昭和四〇）年四月七日、「長島愛生園」精神科医長に就任、津田塾大学は非常勤となる。五一歳。

一九六六（昭和四一）年一月、「邑久光明園」も併せて診療。『生きがいについて』出版。

一九六七（昭和四二）年、精神科医長辞任、非常勤となる。

一九六八（昭和四三）年、愛生園、光明園の他、「大島青松園」でも診療。津田塾大学教授に再任。

一九七一（昭和四六）年、『人間をみつめて』出版。一二月、最初の狭心症発作起こる。

一九七二（昭和四七）年、「長島愛生園」辞任。内村祐之との共著『大川周明の鑑定』（みすず書房）出版。五八歳。

一九七三（昭和四八）年、狭心症で入院。

一九七四（昭和四九）年、一過性脳虚血（ＴＩＡ）により入院。芦屋から宝塚へ転居。『新版人間をみつめて』出版。

一九七六（昭和五一）年、津田塾大学教授辞任。ＴＩＡ、狭心症で入院。

一九七七（昭和五二）年、宣郎、阪大を退官し、岡崎の基礎生物学研究所教授に就任。美恵子、岡崎の官舎と宝塚の自宅を必要に応じて往復、その間ＴＩＡにて三回入院。

一九七八（昭和五三）年一二月、ＴＩＡにて入院。

一九七九（昭和五四）年、『生きがいについて』の改訂を終えてＴＩＡで入院の際、一時帰宅中の一〇月二二日、心不全発作にて急逝した。享年六五。まことに目まぐるしく生き急いだ波乱、激動、かつ充実の生涯だった。


今にして思えば、筆者がハンセン病医としての神谷美恵子をはっきり認識したのは、彼女の著書『新版　人間をみつめて』を読んだ一九七四（昭和四九）年だった。当書に収載されている「島日記」は、神谷が「長島愛生園」へ通うたびに書き留めていた日録の抜粋記事であるが、彼女の真摯な生き方、生きがいを考えるにはまさに恰好の生資料故、些かの冗長をも厭わず、その内容を見ておきたい。

日記は、前年一九五五（昭和三〇）年六月の赴任準備関連事項から始まって、一九七〇（昭和四五）年一一月に至るまで飛び飛びに記されている。最初の短い「まえがき」に続いて、

一九五六年六月一日
うっかりしたら生命にかかわるような病気に昨秋からかかっていたが、どうやら今日のＴ

病院受診の結果ではラジウム照射で食いとめられたらしい。大阪大学でも金子教授が五月末に新任されたので、こんどこそ学位論文のテーマをきめて書きあげなくては。なにしろ余命がわからないのだからこれ以上ぐずぐずしていられない。愛生園で精神医学的調査をしたい、ということは前にも言っていたことだが、今日はNのほうから、ぜひそうせよ、とすすめてくれた！

六月二十八日

愛生園の光田健輔園長に十三年ぶりで手紙を九枚書き、園での調査をさせて下さいとお願いした。つとめ先の神戸女学院大学から再び専任になれという話があったが断る。このさい、お金より自由のほうが大切なのだ。ああ、もし愛生園へ行けたら！　あそこで私はまた生気をとり戻すだろう。（後略）

と書き出し、七月初めに光田からの、愛生、光明、青松の三園患者、三四〇〇名の精神医学的調査研究了承の旨、巻紙へ毛筆でしたためた返信を受け取り、八月初めには再び九月二六日のらい学会西部地方会開催の日時に合わせての来園見学を歓迎する由、勧誘の手紙が届いたことを記している。

翌一九五七（昭和三二）年、いよいよ赴任を一カ月後に控えた三月六日、彼女は日記に、

（前略）私のからだがラジウムのために、時より早く衰えてきていることを除いては、みなうまく行って、どうやらレプラ研究も始められそうになった。考えてみると、これだけ多くの要素が揃うのはふしぎなことで、感謝のほかはない。謙虚、忍耐、根気、勇気――こうしたものを願わくば与えたまえと祈る。何よりもNの理解と励ましの有難さ。お手伝いのYちゃんは四年つとめてやめるけれど、通いのおばさんが十一日からひんぱんに来てくれることになった。

と記し、次いで非常勤職員として、正式就任の第一日目へ、

四月七日
長島へむけ出発。朝、Rはカブ・スカウトで出かけ、NとTが三宮まで送ってきてくれ、帰りNはTに映画をみせて気をまぎらせてやってくれる予定。何しろ十日ちかく島にいるのだ。お手伝いのおばさんにも子どもたちにも私がどこへ何しに行くか言っていない。うっかりしたらおばさんに辞められてしまう恐れがあると思うので。

そして、ようやく一〇日間の初回勤務明けの日へは、

四月十六日

島では毎日ひる間調査。夜は「分館」でおそくまで患者たちの記録をしらべる。時々Nや子どもたちから手紙が来て、留守宅への心配をやわらげてくれた。今日、夜八時帰宅。子どもたちのよろこびよう。一家だんらんのありがたさ。患者さんたちに申訳ないようだ。だから彼らには子どものコの字も話さないことにしている。

と書いている。その後は七月二五日〜三一日の七日間、長島滞在。連日、文献調べと病舎の精神疾患患者の診察に従事しているが、九月一二日には《このごろお金がピンチのため、上京も長島行きも決行しかねている》とある。家に帰れば子どもの世話や主婦の家事労働の合間を縫って、専ら副業の語学教師や書物の翻訳に寸刻を惜しんで駈けずり回っている。一週間後の日記には、

九月十九日

金もくせいの香り、ふくいくたり。またせみの声も。すばらしい秋晴れ。しかもなお朝のゴールデン・アワーは洗たくとふとん直しに全部ついやされた。その間にきいていたレコードのバッハだけが慰め。

しかし、Mよ、お前に求められていることを逃げてはならない。妻としてのつとめ、母と

してのつとめ、主婦としてのつとめ、そしてお前自身へのつとめ——そのどれもおろそかにしてはならぬ。しかもその上、永遠の相のもとに時を観ずること。

とある。小康状態とは言え、予断を許さぬ病いを抱えての己の身体を鞭打って、まさに八面六臂の大活躍に奔走の有様である。

十月三十日

島行き。いつもこの旅に出る時が近づくとN、R、Tとの別れが悲しくて気が沈んできて困る。朝、子どもたちを学校へ送り出してから出発。汽車の中でずっと校正。（中略）

高島重孝新園長と初対面。エネルギッシュな感じ。

「精神病者がらいの治療も精神病の治療もうけずに放置され、不潔な状態におかれているのは国辱ですね」

「それじゃ、あなた来てやって下さい」

だれか来てくれる精神科医がみつかるまで、できる範囲で私が来るということになってしまった。高島先生は、早速、精神病棟建設の抱負を語られ、設計図を、治療を、とドシドシ註文される。光田名誉園長ともお目にかかる。スーザ・アラウジョのらい図版を翻訳せよ、と。よる一時まで校正。

と述べている。彼女はこの日のいきさつを、更に別の機会に、《「とけん（杜鵑）舎」と呼ばれる老朽化した小さな木造バラックの中の板敷座敷牢のような部屋は、天井から埃で汚れた蜘蛛の巣がまるでワカメのようにぶらさがり、悪臭ふんぷんたる中に垢でまみれた精神病併発患者たちが荒れ狂い怒号が飛び交って、番をしている軽症患者の人たちも窓格子から食事をさし入れするだけでまったくお手上げのようだった。この病舎へは医師も看護婦も寄りつかず、戦後、新しい癩の薬や、良い向精神薬が次々と開発されているにも係わらず、ここの住人だけは療養所にありながらそのような治療は一切受けておらず、心身の状態は最悪だった。》と記している。

そして文化国家などと言いながら、日本の一隅にまだこんなところがあるとは、まさに国辱ものと放言した神谷へ、そんなことを言うなら、あなたがやってくれと応じた高島園長へ神谷は、

「まだうちに子どもたちがおりますから、ここに住みこむわけにまいりません」

と答えると、すかさず、

「では、だれか精神科医をみつけてきてください。みつかるまで、来られるだけでいいですから来てください」

と頼まれてしまうのである。彼女は自分の投げた言葉に責任を持たなければならない、若き日からの癩への負い目を譬えほんの少しでも果たす機会が、今まさに与えられているのではないか、と自覚し一念発起したのであった。

翌一九五八（昭和三三）年には三月二八日～四月四日、長島で診療と准看護学院生徒の試験採点。高島園長からは嘱託医を懇望されている。六月一八日～二二日、九月二三日～二七日にも病棟診療と学院での講義と試験採点、図書室で文献収集、調査の統計的処理をすませて、二年間にわたったらい患者の精神医学的研究に関する一連の調査も遂に終了した。

が、一九五九（昭和三四）年になると、七月二〇日～二三日、一〇カ月間常勤在職していた宮内精神科医辞任のため、再び診療と学院講義のため長島へ。新たに三〇床の精神病棟が新築完成する予定につき、常勤医師の世話を園長から再度正式に依頼される。

この年秋、彼女は父の前田多門を長島へ案内している。この節、父は高島園長や光田名誉園長へ《昔、娘が愛生園へ就職したいと希望したのを反対してすみませんでした》と謝ったという。

一九六〇（昭和三五）年は七月一七日～二四日に愛生園へ。一八日には夕べの山道を、草花を愛で小鳥の鳴声を聞きながら四十五分かけて「邑久光明園」の方へ散歩に出かけ、途中、小さな赤いカニの行列が鋏をカタカタ言わせながら道端を横切っているのを眺めている。以後、ほぼ毎月一回の割で長島行きが続く。

一九六二（昭和三七）年七月からは高橋幸彦医師着任し、週二回の患者診療を担当したので、再び不定期の訪園に戻る。

一九六四（昭和三九）年五月二六日、死去した光田健輔の園葬、万霊山の納骨式へ参列した。

その年秋九月に、園長から精神科医長として採用の話が出る。彼女は、日記へ《月二回だけきてちゃんとサラリーを貰うことは心にひっかかる。（中略）ともかく津田にいるとぬきさしならなくなりそうで恐いから辞めよう。Nも津田の話が昨秋あったとき、私が島へ行けなくなると生き甲斐がなくなるのではないかと、心配したそうだ。経済問題の不安も乗り越えるべきだ。十年ちかく前、ガンを宣告されたとき果すべきことを果さないで逝くことに対して流した涙をもう流したくない》と綴り、一一月にはNと一緒に島を訪れて、正式任官を半年先に延ばしてもらうことに決定する。

一九六五（昭和四〇）年は、晴れて彼女が長年望んでいた愛生園の精神科医長として赴任の年、着任約ひと月前に準備のため訪れた島から帰った直後の、

三月一二日

島からのかえり発熱し、ずっとねていた。私のからだも神経も弱い。また家事や家族のことでたえず時間が中断される。その上島へ行くとは。

しかし島行きは私の実践として、自分の思想を生きるところとして、ぜひとも必要なのだ。あそこで通用しうる思想しかほんものでありえない、というのが私の迷信なのだ。あそこで

生れ、あそこで生きられた思想（？）を書くこと、それが私のなすべきことではないか。

と、その覚悟のほどを記し、正式着任の当日には、

四月七日

ついに今日から正式に任官し、月に二回、水曜から土曜、島につとめることになった。在職中は当直や医官たちの論文英訳や各科見学で忙しく、体力的にまいって日記の内容はかえって貧しくなっている。ただ主だったことは拾いあげておこう。

と述べている。

ところが翌年の正月早々の八日夜、精神病舎「とけん舎」が失火で焼失してしまう。風邪のため、自宅で臥せていた神谷は、直ちに駆け付けて、関係部署への〈おわびまわり〉や焼失カルテの再作製作業に奔走する。その年七月精神科の新病棟が完成、「五病棟」として発足した。愛生園の他、光明園でも診療を開始、だんだん心身の過労が積み重なり、諸々の家庭事情も加わって専任勤務が困難となってきた。

一九六七（昭和四二）年七月をもって精神科医長を辞任、再び非常勤に戻った。五年前から勤務していた高橋医師もその年一〇月から非常勤となったので、二人で各一週間ずつ受け持つこと

になった。

一九六八（昭和四三）年八月以降は、更に香川県の「大島青松園」をも併診、たび重なる高橋医師の欠勤補充もあってますます多忙を極める。園長よりはしばしば専任への勧誘依頼あるも、体力や家庭事情が許さず固辞し続ける。

一九六九（昭和四四）年は学生運動華やかな年、家族全員が大学に関係のある神谷家にとって、それぞれの立場は違っても苦悩の日々が続いた。

二月十三日―十五日
この間、島から帰ってホンコン風邪。それに子どもたちの学生運動の心配。でも彼らが何をしていようと私は私のしごとに精出せばいいのだ、とわり切ることができたとき、晴れ晴れする。たとえどんな美名にせよ、破壊より建設のほうがむつかしく、そして人間の生を価値あらしむるものだと思う。

との記述がある。

「島日記」は一九七〇（昭和四五）年の春から夏にかけての渡米のため、二月一九日の日付の記事で終了し、最後に簡単な「あとがき」が付いている。しかしその後も相変わらず多忙な勤務が続き翌年の高橋医師辞任で更に負担は増加する。だが彼女は健康不調に悩まされながらも、常にハンセン病医療の使命感に燃えつつ初心の原点に立ち返って何とか持ち堪える。

一九七二（昭和四七）年春、岡山大学よりの精神科医赴任あり、神谷は遂に愛生園の正式辞任へ漕ぎ着けた。「あとがき」によれば、彼女はその後も暫らくは患者たちと手紙や電話のやり取りなどで心の繋がりを保っていたらしい。

以上、彼女の「島日記」の内容に拠りながら、「長島愛生園」におけるハンセン病患者の精神科診療と研究に尽くした一六年間の模様をざっと記してみた。


顧みれば、全生病院で初めて患者に接して以来、周囲の反対や多くの困難、軋轢を乗り越えて医学を志し、ハンセン病医療への道を目指してたゆまぬ努力をし、遂に初志を貫徹した神谷美恵子の裂帛の生涯には、只々、感動し語るべき言葉も見付からない。

神谷は、知的な家庭環境に生まれ育ち、幼少時から欧米への渡航、留学の体験を持ち、仏、英語は母国語並み、独、伊語からラテン、ギリシャ語やロシア語までへの秀抜な才能に恵まれ、広範な内外の書物を読破し、時に翻訳し、音楽を愛好、詩作に耽り、溢れる教養と才覚と情熱のすべてを無償の愛と奉仕へ捧げること、只、それのみを生きがいとした。

幾多の大病を克服しつつ必ずしも頑健とは言い難い身体を抱えながら、家庭に在っては良き主婦、妻、母親足らんと欲し、一歩外へ出れば大学や各種学校の教師、精神医学研究者、文筆家、ハンセン病専門の臨床医、カウンセラーとして、常に誠実に行動し続けた。

長島時代、彼女はいまだ幼い子ども二人を家に残して、月に何回も、朝早くから芦屋の自宅を出て、長い道のりを電車、列車、バス、小舟を乗り継いで療養所に着き、いつも昼食抜きで外来診察や、坂道が続き広い島のあちこちに散らばっている多くの病棟の間を走り回って患者を診療し、看護学院の講義を行い、職員たちの相談相手になり、かつハンセン病と精神疾患の調査研究に携わって、絶えず文献を漁り、思索を巡らして精進没頭し、夜遅くまで懸命に働いた。大抵は数日宿泊滞在し、殆ど昼、夜なしの多忙な毎日の勤務に明け暮れて、帰りはまた同じ道筋を夜遅く疲れ果てて自宅へ辿り着くのであった。

彼女が実際にハンセン病の治療と研究に携わっていた一九五六（昭和三一）年～一九七二（昭和四七）年頃、たまたま筆者もまた、大学付属の結核研究所に在籍して結核菌とハンセン病菌比較の動物実験を担当し、近辺の国、公、私立の病院、療養所に勤務して患者の臨床診療に従事していた。優れた資質と能力を兼ね備え、超人的な活躍に孤軍奮闘していた神谷美恵子に比べることなどおよそ不遜、不可能な一介の新米臨床医に過ぎなかった筆者ではあるが、当時、大学より派遣されて赴いた某病院の結核病棟における、未組織労働者や底辺生活者ばかりの、それも精神的にかなり荒れ果て、疲れ切った重症開放性結核患者一五〇名余りの診療を、連日にわたって一年先輩の医師とたった二人だけで受け持ち、悪戦苦闘したほろ苦い想い出などに照らし合わせても、彼女の長島へ捧げ尽くした医療と研究が如何に心労の多い困難な仕事であったかが偲ばれ、と同時にその偉大さには敬服驚嘆せざるを得ない。

五　井深八重の生涯

先に述べた本邦初の私立癩療養施設「神山復生病院」の初代看護婦長に就いたのが井深八重である。神の摂理に導かれ、ハンセン病と共に歩んだ彼女の数奇な生涯は、後にそれを聞き知った作家遠藤周作をして、作品『わたしが・棄てた・女』執筆に当たって、主人公森田ミツの人間像の本質、すなわち「愛」と「運命の連帯感」を基本に据えた創作のモチーフを呼び覚まさせた。彼女が小説モデルの参考になった人物だとも言われている。以下、井深の辿った衝撃的な運命の経歴概要を述べ、併せて遠藤の復生病院との係わりや小説作品、及び映画化に付随する事項についても少し触れてみることにしたい。

(一)　井深八重

彼女は一八九七（明治三〇）年一〇月二三日、台湾の台北市で、井深彦三郎、同テイの長女として生まれた。七歳の時、両親が離婚して母は井深家を去ったので、以後祖母八代子に引き取られ、東京芝白金の明治学院大学（父の実兄井深梶之助が同大学の第二代総理）構内で、梶之助・勢喜子一家と起居を共にした。一九一〇（明治四三）年春、京都の同志社女学校普通学部へ入学、五年後には専門学部英文科へ進み、八年間の寄宿舎生活の教育を受けてメリー・デントン女史の感化薫陶を大いに被った。一九一八（大正七）年春卒業、長崎県立高等女学校英語科教師となる。二一歳だった。翌一九一九（大正八）年春頃、皮膚に些かの痛みと痒みを伴う斑点に気付き、九州帝国大学病院皮膚科を受診し癩病の診断を受けた。七月、御殿場市郊外の「神山復生病院」へ入院し、院内では堀清子の変名を名乗った。

余りにも突然、思いも寄らぬ病気に見舞われたショックに際して、彼女は《それは何にたとえようもなく、何か底知れぬ深みへ突き落された思いでした。（中略）〈この自分が〉と思った瞬間、茫然として足の支えを失い、果てしない空間の中へ落ち込んでゆく思いでした。（中略）きのうまで住んでいた社会との余りにも隔たりのある世界に、話す友もなく、幾晩か泣き明かしたことでした》と述懐している。

当時の第五代院長ドルワル・ド・レゼー神父は、病院創設者のテストウィード神父と共に一八七三（明治六）年、仏国より来日した同志だった。齢すでに七〇余歳の老体にも係わらず、大司教の要請を進んで受け容れて前年の一月に着任したばかりだった。

井深は、高齢の院長が慈父のように優しく悲惨な患者たちをいたわり慰めるのを、眼の当たりにして激しく心を揺すぶられた。

レゼー神父が常に口にした言葉に《空の空なるかな、みな、空なり。神を愛しこれにつかえるほかは、みな空なり》がある。これは旧約聖書「伝道の書」第一章第二節の《空の空、空の空、いっさいは空である》と、トマス・ア・ケンピス『キリストにならいて』第一巻第一章第三節の《神を愛し、それだけに仕えること、それ以外は、空の空、すべては空である》の二つを組み合わせた言葉である。井深は語っている。

信仰の故とは申しながら、地位も名誉も財産も捧げつくして、日本のために、永年、神の福音を説き、その晩年を同胞でさえ捨てて顧みなかったらい病者達を〈我が子よ〉と呼びいたわり、いつくしみ如何にしてこれらの病者達を幸せとすることが出来ようかと、日頃心を砕き、筆を執っては記事を書き、内外の知人友人に訴えて寄付を仰ぎ、病者達の医療をはじめ、衣食住のすべてに心を配っておられたのでした。（中略）この様な日常を眼のあたりにして、私はただ心打たれるのみでした。これこそ真の信仰と愛の道でなくて何であろう。

と。彼女は、まさに言行一致のレゼー神父の姿に、日夜、接するに及んで、次第に《神を愛しこれに仕える》という《空ならざるもの》へ目覚め、救いと希望の道へ踏み出し始めた。数カ月を経て、少しずつ心の落ち着きを取り戻していった彼女は、レゼー神父の計らいで「訪問童貞会」会員の本田ミヨと出会い、親交を深めるようになる。彼女は長崎市浦上の出身。伯父が神父だったので上京して教育事業に携わる修道会へ入り、そこから師範学校へ通学中に発病して帰郷。失意の日々を送っていた矢先の一九一六（大正五）年、修道会からの勧誘で渡米、ロスアンゼルスで乳幼児保育従事中に症状が悪化した。彼の地で受診後に帰国、一九一八（大正七）年秋に「神山復生病院」へ直通入院、加療中だった。不治の業病に冒されて崩れゆく肉体の冷酷極まる現実に直面しながらも、何ら屈することなく人間としての尊厳を決して失わず、ますます魂の輝きを放ち続けてゆく彼女の療養態度もまた、知らず知らずの中に井深の心を強く捉えていった。

ところが入院三年後の一九二二（大正一一）年になって、院長のレゼー神父から、井深は彼女自身の病気に疑念ある故の精密再検診を勧められる。早速、上京して皮膚科学の土肥慶藏博士を受診、精密検査の結果、癩病は全くの誤診と判明した。親戚は喜び直ぐ帰宅するように促し、病院もまた即時の退院を命じた。にも係わらず彼女は《もし許されるならば、ここに留まって働かせてほしい》と院長へ申し出た。井深はその理由を次のように語っている。

診察に行く前から私の心は既に言っておりましたが、今この一枚の診断証明書を手にして、この病気でないことが判明したからといって、この大恩ある老師と世にも気の毒な患者たちを措いて、今更踵をかえすことなど出来るでしょうか。（中略）たとえとるにたらぬ者であっても、力のかぎり、及ぶかぎりすべてを捧げて、この老院長の手足となり、病者の為に尽くすことが出来れば本望であると考えました。これ迄この身にふりかかった出来事のすべては、神様の摂理であり、この身に与えられた唯一の使命であることを一層深く悟り得たこの時、私は決心を院長レゼー翁にお話しいたしました。

老師とはテストウィード神父、老院長とは、勿論、レゼー神父を指している。彼女は彼ら外国人神父に世話になっていることを全く知らずにいる、また知っていても何らの処置、方策を採らない我が日本人を同胞の一人として恥ずかしく思い、多くの日本人になり代わって彼らの大恩に報いなければならないと決心し、及ばずながらこの老神父の指導のもとで、神の摂理の道を辿ろうと発意した。

その節の病院職員は、院長レゼー神父の他には、庶務担当の楠豊吉幹事、御殿場市在住の勝田博嘱託医師とレゼー神父の用務人一人だけ、院内業務は看護、調剤などを含めて日常生活の殆どすべてを、軽症患者がその知識経験に応じて担当し、相互共助、奉仕に努めていた。貧しい経営の中、苦肉の策とは言え医療の場にあっては、やはり異常な状態だったことは認めざるを得ない。

人手不足の対策は常に喫緊の重大事、何よりも専門技術者たる医師や看護婦の雇用補充は焦眉の急、かつ必須の課題だった。日頃から、その内情に接してひどく心を痛めていた井深は、直ぐにでも病院で働きたい、少しでも早くお役に立ちたいと切望、願い出た。最初、彼女は医師になろうと考えた。が、それには少なくても五、六年の就学期間が要る、現状はとてもそんな余裕を許さなかった。

結局、彼女は東京半蔵門にある日本看護婦学校の速成科へ通学、翌一九二三（大正一二）年九月卒業、看護婦資格を取得し、念願の復生病院へ初の看護婦として就職勤務することが叶った。二六歳だった。時あたかも関東大震災直後、御殿場周辺でも地震の被害は相当に激しく、老朽化した病院の木造建物もあちこちが損傷、倒壊していた。彼女の初仕事は、看護業務そっちのけの震災後片付け、懸命の復旧作業に、連日連夜、汗水垂らして奔走することだった。

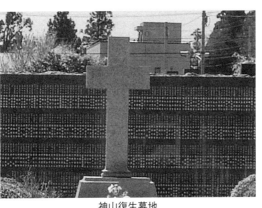

神山復生墓地

爾来、一九七八（昭和五三）年四月に、婦長を退任し名誉婦長に就任するまで、合計九代の院長のもと五四年七カ月のハンセン病患者の看護、救済業務に献身した。その間、ヨハネ二三世よりのプロ・エクレジア・エト・ポンティフィチェ勲章、黄綬褒章、フローレンス・ナイチンゲール章、勲五等宝冠章、朝日社会福祉賞を受賞、同志社大学よりは名誉文化博士号を授与された。

一九八九（平成元）年五月一五日帰天、享年九二。奇しくもその翌五月一六日は「神山復生病院」創立一〇〇周年記念のミサと祝賀が行われる日だった。

病院構内より御殿場方向に向かって徒歩約一〇分、きれいに整地清掃された神山復生墓地に建つ井深八重の墓碑には、自筆の墓碑銘「一粒の麦」（新約聖書「ヨハネによる福音書」第一二章第二四節）の文字が刻まれている。そのすぐ近くに建つ墓地正面中央の石造十字架の後ろにある大きな横長の墓標の故人名列三段目、右から九番目には「マリア本田ミヨ」の名前が記されている。今、神に召された本田、井深の両名は、霊峰富士を間近に望む眺望絶佳の地で、多くの師友と共に静かな永遠の眠りに就いている。

ところで、墓地内の一角レゼー神父の墓碑近くに、一九六六（昭和四一）年三月五日、富士山上空で発生したＢＯＡＣ（英国海外航空）ボーイング７０７型機空中分解墜落事故の仏人犠牲者、Ｍ・モルバンも埋葬されている。（余談になるが、当事故前日の三月四日には、カナダ航空ＤＣ８機の羽田空港での濃霧による着陸失敗炎上事故、ひと月前の二月四日には、全日空ボーイング７２７型機の羽田空港沖東京湾墜落、いわゆるジェット・エンジンの逆噴射事故が続発している。）彼は、一緒に来日する筈だった母堂から、富士山近辺のカトリック墓地へ葬りたいという、たっての依頼あってここに葬られた由。一般には、もし希望があり病院当局の許可さえあれば、病院と無関係な方でもこの墓地への埋葬は可能とのこと、今までに元当院入院患者や、近くの「国立駿河療養所」在院だった患者のカトリック信者、復生病院ホスピス病棟や療養病棟での死没者たち数名が、すでにこちらへ埋葬されているそうである。

(二) 遠藤周作『わたしが・棄てた・女』

作家遠藤周作と「神山復生病院」との関係については、先(第二章)にその概略を述べておいたが、更に少し追加しておく。

一九二三(大正一二)年三月二七日、東京に生まれた遠藤は、銀行マンだった父の転勤で三歳の時大連へ渡り当地の小学校に入るが、両親離婚のため一〇歳で母と共に帰国、神戸の六甲小学校へ転入学。

一九三五(昭和一〇)年に卒業して、私立灘中学校へ進んだ。

一九四一(昭和一六)年、母の勧めで上智大学文学部予科甲類入学。同年一二月、論文『形而上的神、宗教的神』を校友会誌「上智」第一号へ投稿し掲載された。

一九四二(昭和一七)年二月、同大学を退学。母のもとを去って再婚していた東京世田谷・経堂の父の家へ移る。

一九四三(昭和一八)年四月、慶応義塾大学文学部予科入学。父の命じた医学部を受けなかったため勘当され、上智大学の友人利光松男の家へ転がり込みアルバイト生活。戦局苛烈の折り、大学の講義は殆どなく、専ら勤労動員の日が続いた。間もなく、カトリック信者の哲学者吉満義彦が舎監をしていた信濃町のカトリック学生寮「白鳩寮」へ入寮。吉満の人格、識見、教養に多大の感化を受け、亀井勝一郎や堀辰雄などを紹介された。その年、寮の年中行事だった「神山復生病院」を訪問、患者との野球対抗試合にも参加した。

彼はその際の記憶を二〇年後の取材再訪時の体験をも含めて、エッセイや短編小説などへ繰り返し書き込んでいる。それらの作品中、『雑木林の病棟』（「世界」昭和三八年一〇月）からの一部を抜粋する。

我々寄宿者生は一年に一度、そこの患者を見舞うのが一種の行事になっていた。そしてそれに参加するのが、寮生の習慣でもあった。

もちろん断ろうと思えば断れた。しかしぼくは自分が（基督教のいう）愛徳の欠如した男であると思われるのがいやだったのと、一種の虚栄心からこの行事に参加した。そのくせ、G駅にむかう汽車のなかでも、汽車を降りてこの広場でバスを待っていた時も、嫌悪感や不安を他の連中に見せないためにわざとはしゃいでいたのだ。

とあり、患者との野球試合の場面は、

「さあ、今度は、野球だぜえ」

だれかが嬉しそうに叫んだが、その声にはわざとらしさがこもっていた。ぼくと同じように一人、一人が自分の心のなかで、あの偽善という嘲笑を聞いたにちがいない。そして、その声から逃れるためには、一刻も早く次の義務をかたづけてしまうことが必要だったのだ。（中略）

「俺、野球、苦手だしな。外野をやらせてもらうぜ」

ぼくは急いで自分のポジションをみなに宣言した。外野ならば、この空地の隅にぼんやり立っているだけでいい。傍観者のままでこのにがい義務が終るのを待てそうな気がしたからだ。（中略）

相手側の患者たちが草をふみながら、こちらにちかづいてきた。ズボンにシャツという服装も、グローブや球をもった姿も一見、普通人とちがいなかったが、そばまで来た時、どの顔も引攣っているのがわかった。この病気特有の光沢をおびた皮膚と赤らんだ頬のほかに、まがった唇を持っているのである。（中略）

二回目と四回目とに打順がまわってきた。二回目、ぼくは三振をした。（中略）しかし四回目に、どうしたはずみか、バットに相手側の球があたった。

一塁まで走ったが球はまだ返送されていない。本当ならばここで暴走すべきではないだろうが、ぼくはアウトになりたいだけのために更に駆けだしていた。そして、ファーストとセコンドとにはさまれた。

走りながら、うしろをふりむいた。一塁をまもっていた患者が球を手にして追いかけてくる。

彼の一生懸命な顔がぼくの眼にとびこんでくる。むくみ、膨らんだその顔の額のあたりに薔薇色の丸い点があった。

ぼくはたちどまった。前にも進めなかった。と言って、うしろに逃げることもできなかった。眼を地面におとして、直立していると、追いかけてきた患者が、しずかに言った。

「お行き、なさい」

彼はぼくの体に球をふれなかった。……。

「お行き、なさい」

十九年前、あの男の患者から言われたその丁寧な言葉はまだ憶えている。言葉だけでなく、その時のしずかな声の調子も忘れていない。

駅前の広場を眺めながら、ぼくはもう一度その言葉を噛みしめた。十九年の間、時々――、正直に言って時々にすぎなかったが、自分のみにくさについて考える時、うす陽のあたっているあの空地の風景と一緒に、この、「お行き、なさい」という言葉が心に甦ってきたのである。

かくして遠藤の心の奥底には、ハンセン病患者への恐れ、怯えや不安の気持がいついつまでも原罪意識となって残ることになり、後にその「神山復生病院」における看護婦井深八重のエピソードを聞くに及んで、たちまち小説『わたしが・棄てた・女』の構想が浮かび上ってきた。

この小説は、後に劇団音楽座による「泣かないで」と題するミュージカルにもなったが、一九九四（平成六）年四月公演時のパンフレットに遠藤は、次のような言葉を寄せている。


まだ学生だった頃、御殿場の復生病院に二度ほど見舞いに行きました。復生病院には、当時は不治だったハンセン氏病（現在は完治します）の患者が、ひっそりと暮らしておられたからです。

この病院には、ご自分も同じ病気にかゝられて入院されましたが、誤診とわかり、大悦びで御殿場の駅まで戻られた一人の女性がいました。彼女は汽車に乗ろうとした瞬間、突然、頭の中を横切る声を聞きました。その声を聞いたあと、その女性は鞄をもって、ふたゝびもと来た道を戻り、生涯を患者たちの看護にあたられたのです。

この実話を知った時、私は感動し、やがて小説家になった時も、彼女の人生を変形して小説に書きたいと思っていました。

こうして生まれたのが、森田ミツという私の愛してやまない女主人公です。もちろん、小説ですから、森田ミツは実在の女性とはちがいます。（中略）もし「あなたの小説のなかで、一番好きな女性は誰ですか」と聞かれゝば、私はためらうことなく森田ミツの名前をあげるでしょう。その後の私の小説には、何度も森田ミツが登場します。

小説『わたしが・捨てた・女』は、一九六三（昭和三八）年一〜一二月に、月刊雑誌「主婦の友」へ連載され、翌年三月に文藝春秋新社から単行本として刊行された。

「ぼくの手記（一）〜（七）」と「手の首のアザ（一）〜（五）」を組み合わせた一二章からなる若い男女の物語を一言で表すなら、まさしく女主人公森田ミツに象徴される「愛徳の行為」「苦しみの共感」「運命の連帯感」の三つを叙述した作品である。森田を棄てた筈の吉岡努は、最後の章「ぼくの手記（七）」の終末でいみじくも語っている。《心の中に寂しさを覚え、小さいが手がたい幸福を感じて、その幸福をミツとの記憶のために棄てようとは思わない》と。そして更に、《もし、ミツがぼくに何か教えたとするならば、それは、ぼくらの人生をたった一度でも横切るものは、そこに消すことのできぬ痕跡を残すということなのか。寂しさは、その痕跡からくるのだろうか。（中略）神というものが本当にあるならば、神はそうした痕跡を通して、ぼくらに話しかけるのか。しかしこの寂しさは何処からくるのだろう》と続け、かつて彼女と交わった夜の渋谷の街を思い出すところで小説は閉じられている。

因みに本作品は、大学病院で癩の診断を受け御殿場の病院へ入院した後に誤診が判ったが、引き続き病院に留まって患者のために生涯を捧げたという事実だけが、井深八重をモデルの資料、モチーフとして使ってあるのみで、他の事柄は彼女と、一切、無関係なフィクションである。

森田ミツのミツは、『海と毒薬』に登場する阿倍ミツ（勝呂医師の受け持つおばはんの隣ベッドにいる老患者）や佐野ミツ（戸田医師が自ら秘密裡に掻把してやった愛人）にも用いられているが、森田ミツとしてのフルネームは、その後『灯のうるむ頃』（昭和三八～三九年）『ピエロの歌』（昭和四七年）『スキャンダル』（昭和六一年）『ファーストレディー』（原題『セカンドレディー』昭和六二～六三年）の四作品に登場、いずれもお人好しで献身的に尽くす性格の持ち主として描かれている。

尚、タイトル『わたしが・棄てた・女』にまつわる遠藤個人の経歴における、余り明らかにされていない事情も記しておきたい。遠藤には、仏国留学時代の後半に知り合って求婚したらしいフランソワーズ・パストルという女性があった。病気になって帰国した彼は、やがて芥川賞を得、直後に結婚して、次第に彼女との連絡を閉ざしていった。かたや、女性の方は諦め切れず、一時は来日して大学の講師にもなった。が、やはり病に冒されて帰国、一九七一（昭和四六）年四月に亡くなった。彼女の罹病を知っても見舞うことさえしなかった遠藤に対して、後に姉ジュヌヴィエーヴは妹の無念を、《遠藤は姿を現さず、フランソワーズは死んで行った。愛するだれかに会いたいという信念さえあれば、すべては可能であり、山をも動かし得るものである。ところが、病気に苦しみ、最期の時を迎えようというのに、妹は見棄てられたのだ》と代弁している。『わたしが・棄てた・女』の女主人公森田ミツの名を、逆さに読めば「罪たりも」になると仏文学者久松健一は述べている。まことに暗示的、人には決して言うことの出来ない深い苦悩を秘めた遠藤作品における人物の呼称名が意味するものの大いさを感じることに、筆者はまた決してやぶさかではない。

（三）映画「愛する」

遠藤周作『わたしが・棄てた・女』を映画化した作品には、

（一）「私が棄てた女」日活、一一六分、一九六九（昭和四四）年
監督・浦山桐郎　脚本・山内久　音楽・黛敏郎
配役・森田ミツ―小林トシエ　吉岡努―河原崎長一郎　長島繁男―江守徹　大野義雄―小沢昭一　三浦マリ子―浅丘ルリ子（他は省略）

（二）「愛する」日活、一一四分、一九九七（平成九）年
監督・脚本　熊井啓　音楽・松村禎三
配役・森田ミツ―酒井美紀　吉岡努―渡部篤郎　大学病院教授―岡田真澄　入院患者上条老人―小林桂樹　加納たえ子―岸田今日子　信愛園園長―上条恒彦　稲村婦長―三条美紀　シスター山形―松原千恵子

の二つがある。前者は、題名や主要登場人物名はほぼ原作通りだが、その内容はハンセン病に全く関係のない別のストーリーである。

これに対して後者の「愛する」は、一応、原作の論旨を忠実になぞった筋書きに仕上がった佳品である。もちろん脚本は原作と少し異なってはいるが、本質的には余り問題ないと思われるので詳細は割愛する。尚、主役の酒井美紀は本作品により、日刊スポーツ映画大賞の作品賞、新人賞の二部門受賞を果たしており、モントリオール国際映画祭への正式出品作でもある。

したがって本稿では、(二)「愛する」のみを採り上げ、以下に些かのコメントを述べておく。

日本近現代史研究家藤野豊は、劇映画としてハンセン病問題を扱ったこれまでの日本映画作品「小島の春」「ここに泉あり」「砂の器」などと共にこの「愛する」をも挙げて、総じて映画では医療関係者の「愛」を強調せんがために、患者は必要以上に哀れで悲惨に描かれていると論じている。

彼は、この映画「愛する」が作られた年一九九七(平成九)年の六月二二日、東京・九段会館で開催されたＦＩＷＣ(フレンズ国際労働キャンプ)関東委員会主催の「『らい予防法』廃止一周年記念フォーラム・日本人の過ち」に参加し、その秋の封切公開に先立って上映された本映画を観覧している。そして、

「愛する」では時代設定を一九九五(平成七)年一二月から一九九七(平成九)年一月とし

ながら、ハンセン病療養所や入所者の姿は、まさに竜田寮児童通学拒否事件の頃か、それ以前の状態に描かれた。結果として、「愛する」は、ハンセン病に対する時代錯誤の認識を意図的にばら撒き、私は、差別映画であると批判する。「小島の春」はもちろん、「愛する」においても、映画の主題はヒロインの患者への「愛」であり、患者はその対象として描かれたに過ぎない。

と感想を述べている。

映画では、療養所をJR大糸線穂高駅よりバスで約一時間の地にある「信愛園」としている。時代設定が一九九五（平成七）〜一九九七（平成九）年頃と推定されているのは、最後の一九九六（平成八）年師走、クリスマス直前の二〇日夜における森田ミツの交通事故死が、長野県下で一九九八（平成一〇）年二月七〜二二日に開催予定だった第一八回冬季オリンピック大会の施設関連工事で町を走り回っていたダンプカーによるもの、その訃報が吉岡努の出したミツへの年賀状に応える形で、療友加納たえ子から彼へ届いたのが翌一九九七（平成九）年の一月、またその文中で、先年春―一九九六（平成八）年四月の「らい予防法」廃止が伝えられているからである。

なお、竜田寮児童通学拒否事件とは、一九五四（昭和二九）年春からほぼ二年間にわたる熊本市黒髪町下立田（現黒髪五丁目）に在った龍田寮の児童（「菊池恵楓園」に親が入院中の子ども・未感染児童）たちが係わった紛争事件である。寮内分校教室の児童が本校黒髪小学校への通学希望に当たって、同校父兄たちの偏見・差別に基づく全校児童の同盟休校をも辞さない強硬な反対運動が起こり、国と地方自治体両者の法務、厚生、教育行政を巻き込んだ一大人権闘争へ発展した事件を指している。たまたま、その年が相も変わらぬ隔離と断種の継続強化を促した「らい予防法」改定案が公布施行された翌年であったことに事件発生の本質的な原因があると考えられ、いたずらに校区住民のらい疾患への恐怖感や差別意識だけを採り上げて問題視することの愚、つまり国家当局の責任逃れを免罪放置することは決して許されず、何としても避けなければならない。

映画「愛する」の主題は、単に藤野が語るような美しい酒井美紀演じるヒロイン森田ミツのごときハンセン病者のみを対象とした「愛」では決してあり得ないだろう。遠藤の描くテーマは、常に「生きとし生けるもの」すべてへの神の摂理に由来する「愛」であり、西欧的な厳しく捌く律法の父なる神におののきつつも、東洋的な慈しみ赦す恩寵の母なる神を求めて已まない、罪深くか弱い人間どもが抱える運命への「共感」「連帯感」に深く根ざす「愛」故だからである。

最後に監督熊井啓が、暗に意図したと思われる原作と異なった脚本の一点についても、敢えて触れておきたい。

名もなき一少女の森田ミツが、封建的官僚制度の牙城たる国立大学病院での誤診で狂わされた己れの人生を、一転発心し世に棄てられたハンセン病患者への奉仕に捧げようとした矢先、再度、長野オリンピックという国家行事の大義と美名のもと、高度経済成長発展優先主義に便乗した場当たり的国土開発事業へ巻き込まれて弊履のごとく轢き殺され打ち棄てられた、つまりは現代日本における強大な国家権力による二重圧殺事件の冷酷無比な非道残虐性を、この映画は静かに弾劾告発していると考えるのは、果たして筆者の僻目なのだろうか。

六　共生、共存の道

(一) 草津湯之沢部落

北條民雄が入院中の一時期、親友の東條耿一と共に草津へ転地し、そこに家を建てて療養したい旨日記にしたため、その希望を川端康成へ伝えていたことは前にも述べておいた。それでは、当時、草津での癩療養は、一体、どのように行われていたのだろうか。

古より草津温泉は万病、特に皮膚の病い、脚気、性病などに効くと言われて、全国から大勢の癩病者たちが集まって来ていた。彼らの一部は湯之沢辺りに屯したり、また一般の旅館に泊まったりしながら、通常、他の浴客たちに交じって極めて熱い酸性湯に浸かる病健混浴を習慣としていた。

一八八七（明治二〇）年になって、町当局による「草津温泉改良会」が結成され、温泉街のあちこちに散らばる癩病者たちは、一定の場所、すなわち町の東はずれの湯之沢地区（下町）へはっきり限局、集合移住させられることに決まった。そして資金のある者はそこで自ら家を建てたり、商いをすることなども許されるようになったのが契機で、彼らの間にも次第に共同体的な社会建設の意欲が芽生え、遂に病者たち自身が営む旅館、薬屋、医院なども含み、町会議員も選び出す自主自立自治の「自由療養地区」が創設されていった。しかし、それまでの一般旅館への出入りが厳密に禁止されてしまったのでもなかった。何しろ長逗留の病者は、旅館側（上町）にとっても、採算上決して度外視するわけにはいかず、夜遅くこっそり裏口から出入りさせたり、人目のつかぬような離れ部屋に投宿させる場合もあったと言う。つまりその後も一般町民居住区と癩病者集落、上、下町の交流は暗黙の了解のもとに従来通り継続されていた。

一九〇〇（明治三三）年ころ、日本で初の癩療養施設「神山復生病院」を開いたパリ外国宣教会の神父で第三代院長だったベルトランが来草し、病院建設を企図し土地資材を購入したが、当地の旅館業者たちが反対し中止に追い込まれている。

尚、その五年前の一八九五（明治二八）年に熊本の「回春病院」を創設した英国聖公会宣教協会SPG（Society for the Propagation of the Gospel）派遣のハンナ・リデルも、ずっとこの草津へ深い関心を寄せていた。が、一九一三（大正二）年晩夏になって、ハンナはやっと病院内の日本聖公会熊本降臨教会司祭米原馨児を草津湯之沢へ派遣した。

彼も初めは幾多の誤解や反対に遭いながら布教に努め、《あなた方は地の塩であり～世の光である》（マタイによる福音書第五章第一三～一四節）に由来する「光塩会」と称するキリスト教団体を創設した。翌年には同じく熊本降臨教会委員だった病者の村岡、小池両人も加わり会員は次第に増えていった。やがて熊本へ帰った米原に代わって、会員の一人宿沢薫が当地の松村旅館別館を借り受け、ヨルダン・ホームを設立して会員信者たちの共同生活の場とし、会の事務所も移転させた。更に彼は上京して英国人宣教師メアリ・ヘレナ・コンウォール・リーに直談判、四時間に及ぶ説得の末、ようやく彼女の来草を実現させた。

(二)「聖バルナバ・ミッション」の創設

以下、主として中村茂と猪飼隆明の著述に拠りながら、メアリ・ヘレナ・コンウォール・リーの業績について記してみよう。

一八五七年五月二〇日、英国カンタベリーのセント・ジョージズ・プレース三番地に生まれた彼女は、スコットランドの聖アンドルーズ大学が発足させた女性の教養認定制度であるLLA(Lady Literate in Arts)試験に合格してその称号を得、一八九四(明治二七)年には児童文学書『小さな孤児たち――またはトリッツェンとダーリンの物語』を処女出版、その後も一三冊の著作を上梓している女流文学者だった。

彼女は一九〇八(明治四一)年、英国聖公会福音宣布教会派遣の宣教師として来日、一九一四(大正三)年より、聖バルナバ宣教団の一員として癩病者と係わり始めていた。東京・牛込の聖バルナバ教会宣教師として、米国長老派教会宣教師ケート・ヤングマンの経営になる癩療養施設の目黒慰廃園をしばしば訪ねていた矢先の一九一五（大正四）年七月、初めて草津へ誘われた。翌年五月移住、以後二五年間にわたる湯之沢地区の癩病者への献身奉仕が開始されるのである。

來草の年六月一一日、メアリは湯之沢の前記ヨルダン・ホームを仮聖堂とし、「聖バルナバ教会」を創設。年末には旅館大平館二階六畳間一室を借りて「愛の家庭」と命名して単身の女性患者を保護した。八名に増えると二階全部を借り足し、病者の相馬鎰司夫妻、次いで宿沢薫の薦めに従って一九一七（大正六）年五月、東洋宣教会の婦人伝道師かつ全生病院の看護婦だった三上千代を呼び寄せて舎監に据えた。その後も患者数の増加に従って三階を、一九二〇（大正九）年九月には本館を買い増し、「マリア館」と名付けた。

男性用には一九一八（大正七）年四月、「愛の家庭」東隣の六畳間を借りて「同情の家庭」を設けた。翌一九一九（大正八）年二月には湯之沢の東方約三キロの地点栗生に「睦の家庭」を、直後に隣の霜間地区に一軒家を購入して上記二家庭の男性患者七名を移し「霜間聖ステパノ館」と命名した。

以後、女性用、男性用として、次々に癩病者の入所施設を建築、増設、時には湯之沢の廃業旅館や料亭を購入して最大規模を誇る新施設も加えた一〇数棟を誕生させて患者の増加に対応した。更に夫婦用や家族単位の生活施設も数棟創設し、これら各種の入所療養施設全体は「聖バルナバ・ホーム」と総称されて、その延べ入所患者は数百名にも達したらしい。教育施設としては病児用、健康男子と女子用、一般草津町民子弟用の幼稚園、後年には草津小学校分校となりキリスト者と否とを問わず、すべての病児教育施設となった小学校も設置された。また見舞客の宿泊施設、伝道文庫（図書館）、職員住宅や、医療施設としての聖バルナバ医院も新設された。こうしてメアリ念願の「草津聖バルナバ・ミッション」なる救癩の一大事業は、名実共にますます発展していった。

メアリのミッション活動の原則は、あくまで病者と一般の健康住民との共在社会、共存共住の生活だった。無理な隔離や収容の手段は、一切、採らず、病者の属する社会や生活圏の在り様を尊重し、夫婦や家族の同居を認め、時には結婚も許し、出来得る限り普通の生活を続けながら療養する方式を導入したことは、それまでには決して見られなかった画期的な癩救済活動だった。この様式はかつてハワイのモロカイ島へ渡り癩患者と共住し、その施療に携わって生涯を終えたベルギー人神父ダミアンに学んだものと思われる。

従来から草津温泉の周辺環境に深く根付いていた歴史を重んじ、土着の自然慣習と融和し、あくまで人間性を優先した新しい共同社会的療養体系の確立へ貢献した彼女の見識と功績は、極めて高く評価されるべきだろう。

(三) 聖バルナバ医院

「聖バルナバ・ミッション」においては、何と言っても医療施設の拡充が根幹、必須の事業だった。

「愛の家庭」の舎監として招かれた三上千代は、一八九一（明治二四）年一〇月七日、山形市の生まれ。東洋宣教会の福音伝道師として南伊豆、上諏訪などを歴訪奉仕中に初めて癩病者と出会った。一九一二（明治四五）年、三井慈善病院（現三井記念病院）看護婦養成所入所、二年後東京府の看護婦試験に合格。一九一六（大正五）年に全生病院に就職、二五歳だった。翌年、宿沢薫の求めに応じて草津へ赴いた。

三上は着任直後からメアリに診療所の設置を進言し、早速、教会の近くに「聖慰めの家」が建てられた。所長として三上が三井慈善病院時代に知り合った服部ケサ医師が着任、一九一七（大正六）年一二月三日、創業開所に漕ぎ着けた。聖バルナバ医院の前身だった。

服部ケサは一八八四（明治一七）年七月一九日、福島県須賀川町の生まれ。一九〇五（明治三八）年八月東京女医学校へ入学。一九一〇（明治四三）年、東京駒込教会で受洗。一九一四（大正三）年、医術開業試験に合格、放射線科と小児科研究のため三井慈善病院に勤務することになったが、当時は女医の門戸が極めて狭かったため、身分は看護婦として就職した。彼女自身、医師以上に患者の傍へ寄り添って奉仕出来ると考えたことも一因だったと伝えられている。

その際、生涯の友となったキリスト教徒の同僚三上千代と邂逅した。一九一七（大正六）年春、一足先に草津へ赴いた三上からの強い要請を快諾した彼女は、直ちに三井慈善病院を辞職、全生病院の光田健輔を訪ねて癩治療の基礎を教わり、一一月初めに湯之沢へ向かった。三三歳だった。

しかし「聖慰めの家」の設備はまことに貧弱、診療室と服部、三上の居室を確保するのが精一杯の小さな建物には診療器具とて何もなかった。にも係わらず、湯之沢地区の癩病者は勿論、無医村状態だった近辺近郊から多数押しかける一般住民たちの診療に加え、しばしば悪天候の中、遠路の往診をも余儀なくされた上、警察医、学校医なども任され、殆ど休む暇もない激務に忙殺され、薄給に甘んじて、まさに想像を絶する超人的な奉仕と献身の毎日が続いた。

そんな時、もともと心臓に持病のあった服部の健康状態は、日々、悪化の一途を辿っていった。かつメアリ女史との間における信仰宗派上の思想的な相違もあって、一九二四（大正一三）年一〇月、彼女は遂に聖バルナバ医院を辞職した。三上もまた彼女に従った。

ところが同僚三上千代と共に宿願だった「鈴蘭医院」の開院わずか二二日後の一一月二二日、服部の病状は激変、急逝してしまった。享年四〇。未だ志ならず、無念の死だった。彼女の死を悼む多くの人々の悲歎に暮れた嗚咽がみなぎる「聖バルナバ教会」の葬儀で、朋友三上千代が捧げた弔辞には

池の中に投じた小石はもはや浮かび上ることはないけれど、その波紋は必ず岸辺に達します。たったひとりのちいさな一歩でも、波紋はかならず大きく広がり、みんなの力は次第に大きくなって、かならず岸辺に達します。

とある。服部の起こした小さな波紋は三上に伝わり、やがて大きなうねりとなって岸辺に達し、九〇年後の今日、わが国ハンセン病史上に揺るぎのない偉大な成果として深く刻み込まれている。

三上は、翌一九二五（大正一四）年、全生病院へ復職、埼玉県の産婆試験に合格し再び草津滝尻原に戻って、癩病者の施設「鈴蘭園」を開設した。その後も、宮城県に未感染児童保育所「第二鈴蘭園」を建てたりしたが、健康を損ねて事業を辞め全生病院へ帰った。一九三八（昭和一三）年からは沖縄県立療養所「国頭愛楽園」看護婦長として厳しい戦時下の患者看護に渾身尽力し、戦後の一九四六～五三（昭和二一～二八）年には「多磨全生園」看護婦長を務めた。一九五七（昭和三二）年、ナイチンゲール章受章。一九七八（昭和五三）年七月一八日死去。八七歳だった。服部ケサ、三上千代両名の魂は、今、草津の教会霊園墓地に並んで静かに眠っている。

服部の去った後、聖バルナバ医院は、臨時の医師佐藤貞雄や中村時太郎の時代を経て一九二九（昭和四）年に至り、（株）藤倉電線社長松本留吉の還暦記念社会事業からの多額寄付金によってようやく面目を一新することになった。

松本は友人だった宮内次官関谷貞三郎の夫人衣子の進言に従ってメアリの救癩事業へ賛同、医院新築の用地購入費、建築費、医療設備・器材費、人件費等、諸々の経費全額一〇万円の提供を申し出た。

約三〇年前に仏人神父ベルトランが病院建設用に確保し、そのまま知人の旅館主に預託してあった直ぐ近くの土地四〇〇坪の利用が決まった。やがて一二〇坪の最新機器設備を整えた二階建て木造医院の建設が始まり、その年秋一〇月末に竣工、早速、旧院は移転した。一一月二日、新装成って開院した医院の第四代院長として就任したのは、種子島出身で愛知医学専門学校高等科卒業の癩専門医鶴田一郎だった。彼はまた優れた文人で、素伯と号し文芸や短歌、俳句の指導にも当たり、同人誌「高原」の創刊に携わった。かくして内容も格段に充実新生した聖バルナバ医院は、その後の「聖バルナバ・ミッション」終焉までの一〇年余りを、再び湯之沢の明るい灯となって癩救済の第一線で輝き続けた。

(四)「栗生樂泉園」開設と「聖バルナバ・ミッション」終焉

草津、湯之沢地区において、従来から続けられていた健病同居自由の癩療養方式は、一般住民や観光客たちからは決して歓迎されるものではなかった。一九〇七(明治四〇)年公布の法律第一一號(「癩豫防ニ關スル件」)が施行された頃から、次第に加速化した湯之沢地区の移転計画は、大正末から昭和初期になり漸く実現の運びになり、県知事からの請願書や県選出代議士の癩政策質問趣意書となって政府や国家当局へ届くに至った。

一九三一(昭和六)年三月、第五九回帝国議会は草津に国立癩療養所の設置を決議、町の中心より東南方約三キロメートルの滝尻原、栗生地区一〇万九〇〇〇坪(三六万平方メートル)を建設予定地とした。この国家方針によって、当地区に在った「聖バルナバ・ミッション」中の男子ホームも閉鎖、入居者全員が湯之沢の「聖ステパノ館」へ移居を余儀なくされることになった。

同年六月、第一期の建築工事が開始され、やがて草津湯畑からの温泉も引かれ、翌一九三二（昭和七）年一一月竣工、一一月一六日に「栗生樂泉園」（現群馬県吾妻郡草津町大字草津二―六四七）として誕生開所した。「長島愛生園」に次ぐ第二の国立癩療養所だった。園の構内は、他の療養所と同様の療養地区、並びに自由地区（有資力病者が治療費を除く他は、すべて自己負担で生活居住する区域）の二地区に分れていた。年末二八日には湯之沢地区から最初の病者入所、以後の数年間は、毎年五〇～八〇名くらいの入所が続いたが、その殆どは旅館の宿泊者に限られ、持ち家に住む病者からの入所は少数に留まった。

ところで、当時、湯之沢にはどのくらいの居住者がいたのだろうか？ 一九一六（大正五）年九月、群馬県警察部から全生病院への報告書には、当湯之沢地区で病者のいる戸数八二戸、病者人口一五〇人と記載されている。また一九一九（大正八）年一一月、内務省衛生局の癩部落調査によれば、当地区の一般戸数一八二戸、人口二八四人（病者のいる戸数一七九戸、病者人口二八二人）とある。一方、五年毎の国勢調査では、一九二〇（大正九）年は一五二世帯・五二八人、一九二五（大正一四）年は一六四世帯・六六六人、一九三〇（昭和五）年は一八〇世帯・六五二人となっている。更に一九三六（昭和一一）年七月の「栗生樂泉園」の調査『草津町湯之沢における癩の統計的考察』では、一八〇戸の数字が挙げられている。これらの諸調査や報告における戸数、人口、病者数の差は、当湯之沢地区の特殊性とも言うべき病者の経営になる旅館への病者宿泊湯治の実態、つまり調査日時点での宿泊病客の多寡や病健混在程度、あるいは病状の隠匿や誤認なども大いに関係しているものと思われる。

が、いずれにしても湯之沢地区から「栗生樂泉園」への入所者数が意外に伸びなかったのは、いったい、何故なのだろうか？

考え得るのは、それまで自力自活の養生を続けてきた湯之沢地区の病者が皆抱いていた、入所後の自由束縛への危惧、不安だった。

因みにその頃の国立療養所では先述したように一九一六（大正五）年六月、すでに「癩豫防ニ關スル施行規則改正」（内務省令第六號）で所長に懲戒検束権限が与えられ、監禁室が設置されていた。次いで一九三一（昭和六）年には、任意から強制隔離へ改定された「癩予防法」施行、先の所長懲戒検束権行使が正式に「患者懲戒検束規定」として法令化公布された。一九三八（昭和一三）年になると、全国から送られて来た特別の収容患者を対象とする〈特別病室〉が「栗生樂泉園」内に新設された。これら一連の法規定処置は病者をあたかも犯罪者またはその可能性ある者と見做す、まさに監獄、刑務所並みの懲罰監禁、予防検束に備える隔離施設化への流れであり、医療保護機関としての姿はとんと消え失せて、癩病者ならぬ一般人にさえも強烈多大な戦慄、恐怖の念を呼び起こすものだった。いくら療養所敷地内に自分の家を移設したり、新築するのも自由だと説いて回り入所を勧めてみても、誰も信用しないのは、至極、当然だった。

北條民雄が草津への脱出を意図した手紙を川端康成へ送ったのは、まさにそのような時期だった。

一九三七（昭和一二）年三月四日付書面に《五月には草津へ引越すつもりで申込を致しました》とあるのは、一体、どこへ何を申し込んだのだろうか？　入院し、かつ家も買うつもりと書いてあるが、具体的な事柄には、一切、触れられていない。入院は湯之沢地区の「聖バルナバ・ホーム」へなのか、滝尻原の「栗生樂泉園」へなのかについても全く判らないばかりか、その予定時期が来た頃には、もう嫌になったり、どうして良いのやらさっぱり判らぬ、などと宣うて計画の杜撰さ、優柔不断さを曝け出している。北條のような性格では、規則にうるさい国立療養所は論外だっただろう。あくまで生活の束縛を嫌い自由が欲しかった彼の場合は、やはり湯之沢へ一軒家を建てて出来れば東條と共に移住後、聖バルナバ医院へ外来通院するか、あるいは「聖バルナバ・ホーム」に空室が出来れば一時的に転がり込むかが最も穏当な方法だったのではなかろうか。

ただし「聖バルナバ・ホーム」館則では、入館者の治療費と住居費は無料なるも、食費として一〇円／月必要、かつ当ホームはキリスト教信仰の上に成り立つ故、キリスト教絶対反対者は入居が困難とされていた。ただしそれは、いたずらに館員の行動を束縛することではなく、幸福増進と団体生活の平安を求めるためには法治主義によらずキリスト教に基づく主義・思想をもってする旨が述べられていたのである。したがって時には恋愛、結婚、出産も認め、男女の「独身ホーム」以外に「夫婦ホーム」「（家族単位の）準ホーム」なども準備開設されていた。

だが一九三一（昭和六）年の法改定以来絶対強制隔離政策を推進してきた国家当局にとっては、この自由療養を基本とする湯之沢部落の癩病者への対策も決して例外ではなかった。日支事変開始後、時局は次第に緊迫の度を加え、対外の国際関係は日毎に悪化、軍国主義・排他的国粋思想も台頭し、癩病者を国辱者、非国民と見做す風潮も強まり、〈無癩県運動〉のうねりはいよいよ激しさを増しつつあった。そんな折り、一九四一（昭和一六）年に入って、英米他、西欧諸国の教会や有志者からの資金援助を絶たれた「聖バルナバ・ミッション」は深刻な財政難に陥った。四月末には聖バルナバ医院が閉鎖され、その通院患者は「栗生樂泉園」へ引き継がれることになった。これを境に湯之沢から楽泉園への入所移転は一気に加速、進展し始めた。すでに群馬県側は三月一三日に移転交渉を開始、五月七日～翌年末における移転命令が出されていた。五月一八日、「聖バルナバ教会」で湯之沢部落解散式が行われ、「聖バルナバ・ミッション」の救癩事業は遂に終焉の日を迎えることになった。

「湯之沢部落60年史稿」（「レプラ」第一二巻第六号）には、この移転時の状況について「栗生樂泉園」当局、すなわち国家側からの意見が、

昭和一六年三月一四日の群馬縣がその移轉交渉にのぞんだ時群馬縣はあらゆる調査を完了し和戰両様の體制を整備して事ならざれば退かずの盤石の勇往心を内に藏してゐたのである。部落民は又移轉話かと初めは相當反感を以て之にのぞんだ様であるが、群馬縣の誠意と之に

よつて改められたる部落民の時局認識は遂に交渉成立に至らしめたのであつて寔に聖代の餘澤と云はねばならぬ。

と記されている。

《和戦両様》の「和」とは話し合いによる湯之沢部落の楽泉園への吸収、消滅化、「戦」とは部落への警察力行使による強制収容を意味する。初めから《事成らざれば退かずの盤石の勇猛心》の内蔵であったからには、本質的には明らかに「戦」の態勢、「和」はほんの付け足し、おつまみ程度の体裁に過ぎなかったのではなかろうか。事実、必ずしも円満解決とはいかぬ裏事情も、多々、あったらしい。

交渉妥結以前における県当局の住民に対する個別的切り崩しや特別高等警察による移転反対住民への樂泉園内〈特別病室〉送りの脅迫、解散式当日の舘林三喜男警察部長発言《我々は諸君の生殺與奪の権を持つが、云々……》に対する取り消し要求抗議の件等々、部落移転交渉は決して満場一致の賛成と言われた程生易しいものではなかった。かくして、「聖バルナバ・ミッション」が拓いた「共生」の道は、国家権力に脅された「強制」の道へ方向転換を迫られ、暗黒の闇へ追い遣られていったのである。

一方、一九三三（昭和八）年春、喜寿を迎えた頃よりメアリは徐々に健康を害して、草津を離れ東京や逗子で静養した後、年末には一時帰国している。二年後、湯之沢に戻ったが、一九三六

(昭和一一)年からは兵庫県明石に移住した。ミッションの運営は、既にメアリ・マギルに委ねられていた。一九四一(昭和一六)年一二月一八日、彼女は死去した。享年八四。翌年五月二六日、遺骨は「聖バルナバ教会」の納骨堂に収められた。

二〇一四(平成二六)年四月末、この楽泉園構内に〈特別病室(重監房)〉の一部を復元した資料館が開館、五月より一般公開されている。高さ四・五メートルの壁で囲まれた建屋奥にあった四畳半の独房八室の中、今回は二室が原寸大に再現された。当時、独房の温度は冬季に零下一五〜二〇度へも達したが、板の間に薄い夜具一式のみ、朝夕の二食はパサパサの麦飯に沢庵一切れか梅干し一個だけだった由。一九三八(昭和一三)年から一九四七(昭和二二)年までの九年間に、全国の癩療養所から送致収監された患者九三人中、二三人が死亡している。「生命」の尊厳を封じ込め「生きる」根源を絶滅の危機に陥らせた、長年のハンセン病者に対する差別・偏見、国家による人権侵害、虐待の歴史を後世に語り伝えるには極めて有意義な施設であろう。

(五) 映画「ここに泉あり」

この「栗生楽泉園」に関連して、筆者の記憶に強く残っているものにかつて鑑賞した「ここに泉あり」と題する音楽映画がある。

一九五五（昭和三〇）年二月一二日、松竹系封切公開。中央映画作品。
監督　今井正
製作　岩崎昶・市川喜一・嵯峨善兵
脚本　水木洋子
撮影　中尾駿一郎
音楽　團伊玖磨
配役　小林桂樹・岡田英次・岸恵子・加東大介・三井弘次・成瀬昌彦・東野英治郎・沢村貞子・十朱久雄・大滝秀治・草笛光子・原保美・多々良純・中村是好他
特別出演　山田耕作・室井摩耶子
賛助出演　東京交響楽団・東京管弦楽団・二期会・東京芸術大学合唱団

現群馬交響楽団の前身・高崎市民フィルハーモニィ・オーケストラが掲げた「音楽を市民のために」の理想に燃えた創立当時の実話に基づく、毎日映画コンクール音楽賞を受賞した作品である。マネージャー役に扮した俳優・小林桂樹が同助演男優賞を、団員役の加東大介がブルーリボン助演賞を受賞し、キネマ旬報ベストテン第五位を獲得している。

物語り進行中に県内の巡回慰問演奏でらい療養所を訪れるシーンがある。「栗生楽泉園」とはっきり名指しされてはいないが、前後の関係や挿入の県内地図にある草津の文字からほぼ当園と推定できる。

療養所内の静かで暗い演奏会場に集まった聴衆患者たちの余りにも悲惨な姿、不気味に揺れる曲がった指に嵌められた手袋、ぎごちなく音のしない拍手、黒眼鏡や眼帯をかけて醜く歪んだ顔かたち、柵で遮られた最前列に並ぶ白い保護予防衣の看護人や職員たち、《未来永劫に救われることのない世界の者……》と謝辞を述べる患者代表等の映っている画面のすべてが一〇～二〇年も前の、特効薬プロミンが現われる以前のものだった。時代錯誤も甚だしい、認識不足で非現実極まるその描写は、公開直後より一斉に、入所者たちからの《本病の正しい啓蒙に水をささないでほしい》との厳しい抗議、激しい怒りの声を呼び起こした。ちょうど二年前の「らい予防法」への改定直後のタイミングの悪さも手伝った（?）とは言え、良心的、革新的な今井監督による独立プロ作品なるが故に尚更のこと、その裏切られた無念さは大きかったと思われる。直ちに制作者の岩崎らは、「多磨全生園」内の〈全国ハンセン病患者協議会〉本部を訪ねて患者側に《制作の真意は、慰問に訪れることによって療養所は決して汚い恐ろしい処でないことを理解してもらい、偏見の是正に繋げるためだった。しかし描き方に問題があり、映画の及ぼす影響を安易に考えた落ち度に責任を痛感する》と告げて謝罪した。この事件は単に映画のみならず、あらゆる芸術作品ジャンルにおける表現の自由に伴う責任の重大さを示す好個の例と言えるだろう。

しかし敢えてここで、筆者が本作品に於いて共感を抱いたある一点についても触れておきたい。

この映画には、療養所への慰問演奏会があった同日、楽団のコンサート・マスターを務めるヴァイオリニスト速水明（岡田英次）の妻であるピアニストかの子（岸恵子）が、生命の危機をも伴った超難産を乗り切って、無事に男児を生む町の産科医院の場面が出てくる。ひいき目で見ればこのシーンは、あるいは苦難に満ちたハンセン病にもいつの日か必ず希望が訪れるという、せめてもの暗喩を篭めた患者たちへのオマージュでもあり、それはまた最終画面での数年後に開催された東京交響楽団との合同演奏会で、特別出演した音楽家山田耕作が指揮する演目、ヴェートーベンの第九交響曲（合唱付き）「苦難を越えて歓喜に至れ」のメッセージにも通じるものであったとも考えられるのではなかろうか。

ところで、このような筆者の想いと同じ考えをその節の入院患者たちもやはり持っていたらしいことが、最近になってやっと判った。

当時、在院していた桜井哲夫が、一九九六（平成八）年になって著した自伝小説『久遠の花』の一節「夜明け」中に、

そうしたある日、群馬交響楽団の慰問公演があると知らされた。入園して間もない頃、私は当園の音楽部に入部したこともあり、社会の音楽会を一度聞きたいという願いを持っていた。その願いが、ようやく果たされたのだ。音楽会の当日は、朝から心が躍った。（中略）

公会堂にはすでに多くの療友が集まり、開演を待っていた。幕が開くと、拍手がおくられ、演奏が始まった。一曲演奏が終る度に、会場は割れるような拍手が鳴り響いた。舞台の楽団員も、私達を慰めるために精一杯演奏してくれたのだった。演奏が終っても、療友はしばらく会場を立ち去らなかった。私は群馬交響楽団の演奏会こそ、私達療友への夜明けのファンファーレであると思った。後にこの群馬交響楽団の活動を描いた映画「ここに泉あり」が、園内の公会堂で上映され、その時は、すでに失明していたから、私はその映画を目にすることができなかった。しかし、映画が終り、ベルが鳴っても椅子から立ち上がることができなかった。スクリーンに映された俳優達の熱演によって、かつての日、群馬交響楽団の生の演奏を聞き、受けた感動が、そのままいつまでも心から去らなかったのである。

画期的な特効薬プロミンの出現。群馬交響楽団の慰問演奏会。映画「ここに泉あり」の上映。長い長い暗黒の苦しみを乗りこえ、療友達はようやく明るい朝の太陽を、希望を持って見詰めることができるようになっていた。それまで、朝の太陽は、療友達にとって安堵であり、夕べの太陽は祈りであった。そして今、その太陽は祈りから希望へと変化し、ついに私達の上に、いっそう明るくいっそうすばらしい光を放ち始めたのである。

と述べているからである。

プロミンの治療がすでに始まっていた時だから、演奏会は一九四八（昭和二三）〜一九四九

（昭和二四）年頃だったろう。桜井は一九五三（昭和二八）年春に両眼失明したので、一九五五（昭和三〇）年以降に再び園内公会堂で上映された映画は、出掛けていったものの観ること能わず、その音楽とせりふだけを耳にし会場の雰囲気に浸って、かつての感動を呼び覚ました。そして盲目になった彼の心眼にも、やっと明るい希望の太陽がまぶしく光り輝いて来たのを実感したのだった。

（六）津軽の詩人・桜井哲夫と孫子《ソンジャ》・金正美《キムチョンミ》

桜井哲夫（本名・長峰利造）は、一九二四（大正一三）年七月一〇日、青森県北津軽郡鶴田町妙堂崎の生まれ。実家は林檎園を経営する農家。一九三六（昭和一一）年頃発病、一九四〇（昭和一五）年一月、癩病の確診を受け、翌年一〇月八日に「栗生樂泉園」へ入所した。

一九四六（昭和二一）年一〇月、所内で知り合った女性（二二歳）と結婚、妊娠（断種手術が失敗だった?）するも、一九五一（昭和二六）年三月、女児を人工中絶、二年後には妻も白血病で死去する。同じ頃、彼の視力も減退しやがて失明、かつ左眼球摘出術を受けた。立て続けに愛する者を失い死の暗闇をさまよって、厳しい試練に曝され激しい絶望に苛まれ続けたが、必死に耐え忍んだあげくの一九八五（昭和六〇）年、受洗してカトリック教徒となった頃からの彼に、やっと生きる希望が訪れ光が射し始めた。文学書を開いて盲人会の職員に頼んで読んで貰い、一九八四（昭和五九）年から詩話会へ入って詩作に没頭し、代筆を願って小説や詩を口述筆記するまでに至った。まさに還暦からの見事な復活再生だった。その後、彼は五冊の詩集と一冊の散文集を刊行している。

一九九五（平成七）年の師走も押し詰まった一九日土曜日、雪の降る夜だった。翌日の詩話会を控えた懇親夕食会の席へ、東京の私立女子大生五名が引率の指導教授と共に参加していた。中に一人赤いチマチョゴリに身を包んだ在日コリアン三世の学生がいた。金正美《キムチョンミ》、一九歳。後に桜井が彼女と、尊父《ハラボジ》と孫子《ソンジャ》の関係になる詩『二人の条約』へ繋がる運命の女性との初の出会いだった。

彼女の一家は、日本の領有化に在った朝鮮半島からやってきた祖父の時代から、貧窮に堪えて数々の苦労を経て祖父自身は九年前に五十九歳で逝ったものの、今は祖母や両親らと共に経済的にも落ち着いた生活を得、彼女は中、高校とも朝鮮学校へ通っていたため、特に民族としてのアイディンティを疑うこともなく、のんびりした自由な環境で育って来ていた。親族中では初めて進んだ大学における二年生の時、受講中だった文学の教授がたまたま、ボランティアで詩のサークル指導をしていた楽泉園訪問の機会があった故、社会勉強のためにという軽い気持で参加したのがそもそもの本音だった。

七名の患者が出席していたが、金の隣に座ったのが桜井だった。周りに短い白髪がほんのちょっぴり残っただけの、つるんとした禿げ頭、顔の皮膚は殆ど瘢痕で引き攣り、鼻は崩れて陥没し、左目は眼球摘出して完全に塞がり、右目は少し開いて青白く濁った球が時折動くが視力はなく、湯呑を挟み持った両手掌の先に指は見られず、全く団子状に固まった肉塊が付いているのみ、声帯も冒されてかすれた声は非常に聞き取りにくく、彼の姿かたちはまことに怪奇異様、初めて見る彼女らにとっては恐怖以外の何物でもなかったらしい。にも係わらず、桜井は出ない声を懸命に振り絞り、口に溜まるよだれを必死に拭き取りながら、故郷津軽での子供時代、発病して一七歳で本園へ入所以来五〇余年の人生について語り続けた。会が終った後も、彼だけはなかなか自室へ戻ろうとしなかった。

私は眼が見えないから、自分の顔は見たことないし、あんまり深刻に悩まないことにしている。……不自由だとも思わない。眼と鼻はないけど耳と口はあって、あなたたちの話も聞けるし、自分の気持を伝えられる。それで十分なの。法律で体は隔離されたけど、心まで隔離される必要はないわけ。この中でどうやって生きるか？　ここは国立療養所だけど私は国立大学だと思って、好きな本を注文して朝から晩までずっと勉強するの。時間はたっぷりあるし、三食ちゃんと食べさせてもらい、医者や看護婦付きの健康管理もしっかりしている。それに病気もとっくに治ってるのだからいつまでも患者でいる必要もない。少しくらい勉強しとかないと、こうして現役の大学生が来てくれても、話にならないじゃない。

隣の桜井の語る一言一句は、まともに顔を見ることも出来ず、只、黙ってじっとうつむいたままの金の心に、ぐさりぐさりと食い入り突き刺さった。全盲の桜井には、傍らに座るチマチョゴリ姿の金は見える筈もなかったが、開会直後に行われた銘々の自己紹介で、大凡のことは察しが付いていた。実は、桜井の亡妻の父親は土木設計技師、以前、朝鮮半島に渡り鴨緑江上流の水豊ダム建設工事に携わっていたので、妻は少女時代を平壌で暮したことがあった。その節、日本統治下で強制的に駆り出された現地人たちの過酷な労働や粗悪な生活状況を見、また健康を損ね、次々亡くなっていく人数の余りの多さを知って、若い彼女の敏感な胸は痛み、心が疼いた。敗戦後引き揚げてきた一家は、侵略に心ならずも加担してしまった罪の意識に強く苛まれ続けていたという。そして間もなく彼女は発病、入園したのであった。

かつて強制連行下の苛酷な処遇、民族差別が導く就職困難や低賃金、生活水準低下に因る在日朝鮮・韓国人のハンセン病発生率は日本人より遥かに高かったと指摘されている。桜井も、入園当時、多くの半島人が同じ患者でありながら、決まって日本人から嫌われ蔑まれていたのに出くわし、何故に彼らはこのような二重の差別を受けるのかと、いつも憤りに絶えなかったという。

少々、古い資料だが、一九五五（昭和三〇）年三月末の日本人総人口に対する療養所内日本人の比率は〇・〇一一%、在日朝鮮・韓国人総登録数に対する療養所内朝鮮・韓国人の比率は、その一〇倍の〇・一一%だった由。更に韓国総人口に対する推定患者の比率は二・一%で、これは日本人の発病率の実に一九一倍だったとも言われている。

さて翌日、朝九時から始まった詩話会で、学生たちが患者たちの作品を適宜に一つずつ選んで朗読し、素人なりの率直な感想意見を述べた際、金が担当した詩は、幸か不幸か在日韓国人のものだった。

徴用で日本に連れて来られ、三つの名前を使い分けて今まで生きてきた。何かを訴えたくて忘れた筈の言語を手繰り寄せ、途切れ途切れの糸を繋ぎ合せてしゃべる祖国の言葉は通じたか、通じなかったか、どちらでもよい。こんな韓国人がいたと知ってくれたら、もうそれだけでよい。

ざっとそんな意味だった。過酷な労働で体力を落して発病、病み衰え疲れ果てて、迷惑をかけたくないため家族や外界と絶縁し名前を変えながら生き長らえ、殆ど忘れかけた言葉で必死に紡ぐ、帰れぬ遠い祖国へ寄せる望郷の念がひしひしと心に迫ってくる詩だった。読み終わった後、思わず込み上げて来るものを抑え切れず、言葉より先に涙があふれて止まらなかった。《……ごめんなさい。感想は後で述べます》、それだけ言うのがやっとだった。国策としての隔離が病気が治ってしまった後も、依然として続いている日本の国の理不尽さ、そんな国の中で今までいわれのない偏見・差別に何ら抵抗もなく、のうのうと過ごしてきた己の厚顔、無知蒙昧極まる罪責の大きさに胸が詰まり、言い知れぬショックにうちひしがれてしまっていた。ひたすら後悔慚愧、心の中で手を合わせ、頭を垂れるのみだった。
東京へ帰る間際になって、桜井が金に呼び掛けた。

あんたキムって言ったよね。これからあんたは日本の社会で生きるの大変だろうね。俺は社会から差別受けてるけど、この中にいる限り、直接冷たい風に当たらないで済むけど、あんたはこれからいろんな問題や壁にぶつかるんだから。俺、そんな時、君に何にもしてやれないけど、辛くなったらいつでもまた遊びにおいでね。

こんな過酷な環境に在りながらも、他人を気遣う優しさをどうして持ち合わすことが出来るのだろう。こんなに不幸な人が何で私のような自由な健常者を慰め励ましてくれるのだろうか。彼女は再び感激、と言うよりも恥ずかしさで堪らない気持で一杯になってしまった。かくして楽泉園の詩話会における桜井哲夫との邂逅は、金正美の生涯に一大転機をもたらすことになった。《知らないことが罪ではない。知ろうとしないことこそが罪なのだ》と悟った彼女は、その後は時間を作って足繁く楽泉園に通い、桜井とは殊に親しさの度を加えていった。患者たちにインタビューを繰り返し、証言者たちからの「生きた」歴史の資料をまとめて、ハンセン病や日韓の歴史問題、植民地と戦争の関係など、今まで殆ど無関心だった社会と人間の在り方についての考察を深めて卒業論文のテーマにしようと思い、「日本及び植民地・占領地における救らいの問題——日本と朝鮮を中心に」なる仮題を決めるまでに至った。

ある日、金のもとへ桜井から一通の封書が届いた。手紙ではなく『二人の条約』と題する一篇の詩が入っていた。「第一条…ハラボジ　第二条…調印式」と区分けした一〇数連の詩文の終りには「金　正美　印」「桜井哲夫　印」の文字が二列に並んでいた。幼い時に実の祖父を亡くした金がつい先日、桜井に冗談まじりに何気なく《チョンミのハラボジになってくれる？》と言ったのを本気で真剣に考えてくれ、こうして詩の形で届けてくれたのだった。以後「山のハラボジ」と自称し、ますます親密になった桜井と金の間には、初対面の遥か以前から何か宿命的な繋がりが約束されていたような気がしてならない。勿論、他の学生たちもまた、この詩話会を契機として、他の入所患者らとも交流を重ね、ハンセン病の歴史と現状の認識を深め、把握と理解に勉めていったことは言うまでもない。

翌一九九六（平成八）年四月、九〇年の長きにわたって続けられて来た悪法「らい予防法」は遂に廃止された。

そして間もなく、金たち女子学生四名は、桜井を誘って大型ハイヤー一台を借り切って、八月初めの〈ねぶた〉見物に彼の故郷青森へ、草津から片道一〇時間の四泊五日の旅に出掛けることになる。明るく気の優しい桜井の性格をだしに使った、まことに無知無謀の長旅だった。桜井の青森の国立療養所「松丘保養園」での宿泊予約は採ってあったものの、旅の途次においては、高度の身体障害後遺症者を抱えているにも係わらず医療介護には全くの素人集団、さぞかし危ない綱渡りの連続が予想される筈だった。が、驚くべし、学生たちの若さと桜井の気さくさとの一致協力は、様々な苦労、難儀、困惑をも見事（？）に乗り越えた。彼女らは目的の〈ねぶた〉祭の輪の中で跳ね回り、桜井のたっての願いでお忍び旅行の故、実家には上がらず両親の墓参りだけを手伝うなど、「案ずるより生むが易し」の大成果を挙げて帰って来た。しかし何よりもこの旅で彼女たちが得た最大の収穫は、障害者介護の厳しい現実と、福祉厚生の立場から見た人間社会の在り方、つまりは建物、道路、食事、……あるいは応対、指示、連絡、……等々に至るあらゆる日常生活面に係わる設備と仕組における安全、保護の実態を、嫌と言うほど身に沁みて体験したことだったのではなかろうか。思わぬ怪我の功名はまたこの上もない「生きた」学問と、その実践訓練の場となったのだった。

一九九八（平成一〇）年春、金は大学を卒業、暫らくは大手出版社の雑誌編集補助や、某劇団の会報誌と作品プログラムの編集事務に忙しい毎日を送っていたが、二〇〇〇（平成一二）年二月からはＮＨＫ総合、教育テレビの放送字幕制作に携わることになった。

二〇〇一（平成一三）年五月一一日、熊本地方裁判所は岡山、東京に先立って、三年前に提訴されていた「ハンセン病国家賠償訴訟」に対し国の責任を認め賠償を命じる画期的判決を下した。二三日、小泉純一郎首相は控訴断念を表明、原告の全面的勝訴が確定した。

その直後の五月二七日～三一日、桜井と金は四泊五日の韓国旅行に赴いている。桜井の亡妻の記憶に繋がる半島への鎮魂と謝罪の思いと、金が抱く望郷とルーツ探訪の念が合致し、年初めからの計画はとんとん拍子に進んでいた。韓国人カメラマン権徹《クオンチョル》と楽泉園定年退職後の桜井を良く知る看護師赤木拓子同伴の四人連れの旅だった。成田から釜山の金海国際空港へは二時間半、一行は釜山市内にあるハンセン病回復後の自立生活者村・五六島《オリュクト》定着村を訪ね、桜井自身は新羅大学校大学院・日語日文学科で「桜井哲夫の詩と哲学」と題する八〇分の講義をこなし、学生たちとハンセン病に関する意見を交換し、飲み会ではみんなと心ゆくまで語り合った。

「国家賠償訴訟」敗訴の控訴断念を契機に、国は元患者の各都道府県への里帰り招聘事業を始め出していた。

秋一〇月、晴れて桜井哲夫、否、長峰利造の帰郷は六〇年目、齢はすでに七七歳の喜寿に達していた。林檎が赤く実る美しい季節だった。今度も例の看護師と合流して、羽田から空路一時間で青森空港へ着陸。県庁で木村守男知事と会談後、いよいよ故郷の鶴田町へ堂々の帰還となった。町主催の歓迎会へ出席し懐かしい同窓生たちと交歓、実家を訪問して仏壇の両親の位牌に合掌、墓地での参詣をすませた後、彼は想い出に満ちた憧れの林檎園の中にいつまでも立ち続けていた。帰りには弘前城の天守閣を望む赤い橋の上で、長峰は結核で亡くなった初恋の幼馴染み・むつみとの哀しい想い出を金に語り聞かせた。旅の最終日、彼は金を十和田湖と奥入瀬渓流へ案内して、錦繍の津軽を満喫させた。

因みに、この帰郷旅行は「にんげんドキュメント『津軽・故郷《ふるさと》の光の中へ』」と題され、金の勤めるNHKテレビの企画番組（四三分）となって、二〇〇二（平成一四）年二月一四日夜に放映された。本番組は第二八回「放送文化基金賞」（テレビドキュメンタリー番組部門・本賞）、ギャラクシー賞（第三九回選奨）を受賞している。

晴れて帰郷を果たしてからちょうど一〇年、あの東日本大震災の起こった二〇一一（平成二三）年の暮も押し詰まった一二月二八日、桜井哲夫は肺炎で急逝した。享年八七。

たまたま桜井が亡くなる前の年、二〇一〇（平成二二）年一〇月二四日午後、京都・岩倉の論楽社が催した連続講座「言葉を紡ぐ」（第九六回）の席で、金正美は「〈らい〉になってよかった——桜井哲夫さんとの交流の日々」と題して、詩を紡いで暗い闇へ光を放ちながら生きる桜井に寄り添った一五年間の熱い交わりを約二時間余りかけて詳しく語った。彼女は、《社会を変えるなんて大きなことはできない、只、いっしょに歩くことしかできない》と気付いて、『二人の条約』を結んだ彼と共に今日まで「文字のない詩集」を紡いできたと語り、《天が与えた長い長い職の〈らい〉を、終りの日の喜びのために、素直に務めている》（第一詩集『津軽の子守歌』より）桜井の姿を感動的に述べた。話の中では、桜井が自分の年金や詩集の売上金を貯めて、タイのハンセン病コロニーや、パキスタンとアフガン両国の現地でハンセン病治療などに活躍している中村哲主宰のペシャワール会へ寄付していることにも触れていた。

因みに、中村哲は一九四六（昭和二一）年、福岡市生まれ。九州大学医学部卒業の神経内科専門医。一九八四（昭和五九）年、日本キリスト教海外医療協力会より派遣されてパキスタン北西辺境州都ペシャワールに赴任。ハンセン病コントロール計画を中心にした貧困層者の診療に携わり、一九八六（昭和六一）年からはアフガン難民のために北部山岳地帯に診療所を設けたり、ペシャワールに基地病院を建てたりして来た。ところが折悪しく、二〇〇〇（平成一二）年、現地を襲った大旱魃により一二〇〇万人が被災し、四〇〇万人が飢餓線上をさまよい、一〇〇万人が餓死する事態が発生した。以降、〈まずは生きておれ、病は後で治す〉の方針へ大転換、〈百の診療所より一本の用水路を！〉を旗印に白衣を脱ぎ、手に取る聴診器とメスをシャベルや重機のレバーに代えて、旱魃対策の水源確保の井戸掘りや農業用水路建設、灌漑・利水工事に着手し、今や「緑の大地計画」は荒涼たる砂漠を豊かな畑地に蘇らせて、着々とその成果を挙げつつある。まさに〈「生命《いのち》」の源は「水」〉の大原則を、明確に実証化した象徴的な現地活動と言ってよかろう。

かつて当地に群れをなしていた国際ＮＧＯが、治安の悪化を理由にすべて撤退した現在も、常日頃から現地との共存共生思想に徹して来た中村の地道な協力活動は、多くの現地人から絶大な信頼を得、熱い親愛の情に支えられて、更に本格的な治水整備補修事業へ独自の発展を続けている。彼はペシャワール会（本部事務局福岡市）現地代表、ＰＭＳ（ペシャワール会医療サービス）総院長である。

会終了後のアンケート用紙へしたためた文章を筆者は、真摯にハンセン病の問題へ取り組んできた金正美へのエールと、ハラボジ・ソンジャ両人の末長い交流を切に祈る言葉で締め括ったが、その節はまさかあの生命力に満ち溢れた桜井が一年後に身まかるなどとは夢にも思わなかった。天職を見事に生き切って天に帰った桜井哲夫の八七歳の生涯を讃美し、彼の傍らに寄り添っていっしょに歩き、共に生きた孫子・金正美へも改めて感謝したい。

（七）「いのち」の鉛筆画家・木下晋《すすむ》

さて前節に述べたＮＨＫテレビ・ドキュメンタリー番組を、真剣に視聴していた一人の画家がいる。その名は木下晋、一九四七（昭和二二）年、富山市呉羽山麓の生まれ。

敗戦後、自宅の失火、類焼の責めで近隣の山林の隅へ追われた父の失業に続く弟の餓死、兄を伴った母の家出という家庭崩壊、極貧の少年時代、木下にとっては静かな山裾に拡がる美しい自然の風景だけが生きる糧であり、素晴らしい感性を育む源だった。一六歳の時、拾ってきたベニヤ板にクレヨンで灯台へ向って歩く人の姿を描いた処女作品『起つ』が東京の自由美術協会展へ史上最年少で入賞、天才少年と騒がれた。二三歳で恋人と駆け落ちして故郷を逃れたが、無名の画業では食える筈もなく、赤貧の流転生活が長い間続いた。かつては同郷のシュルレアリスム詩人で美術評論家の瀧口修造とも親しかった。

苦節に耐えて今もなお東京都町田市の集合住宅の狭いアトリエ兼用の雑然とした部屋に住む彼は、オリジナルな鉛筆画の大家として国際的にも広く知られている。10B～10Hまで二二種類の鉛筆を器用に使って、無数の縦横の細かい線を幅の大小と色の濃淡の差だけで、微妙に重ねて描き分ける迫真の技量はまさに神業の世界である。

その木下がテレビに映った桜井の姿に感動して、ぜひとも肖像画を描かせて欲しいと草津へ訪ねたが、すげなく断られてしまう。だが、諦め切れず何度も通い詰めて一年後、やっと承諾を得た。それ以来、「かたらい」「無意の姿」「無心」……等、桜井の姿、顔かたちを描いて孤独の深奥に迫った作品は三〇点以上にも達した。

木下は、東日本大震災で亡くなった友の話を桜井に告げた際、彼が不自由な両手で静かに合掌した姿が、いつも心に焼き付いて離れなかった、と言う。木下には平成の初め、作家森敦の小説『月山』で有名な山形県の湯殿山注連寺本堂の杉天井に四年掛かりで描いた「天空之扉」と題する合掌図（二×一メートル）があった。あの桜井が示した合掌姿をも、ぜひ描き遺しておきたいという想いに駆られ、二〇一二（平成二四）年三月半ばから新しい構想のもとに肖像画の制作が始まった。

四月一八日、彼は画の素描を携えて楽泉園へ向かい、先に知り合っていた例の赤木看護師の案内で、桜井がかつて起居していた部屋を訪れた。彼女は庭に面した縁側に座って、桜井の詩集から愛唱の詩「風倒木」を詠み上げてくれた。光を求めて暗い闇を生き抜いた不屈の詩人を改めて偲んだ木下は、園当局の許可を得て彼の部屋に上がり、持参した画を拡げて、暫時、描き続け、また消しゴムを使って特に左眼部分の濃度を少し減らして白くする手直しを加えた。

闇に閉ざされながらも生命の息吹を感じ、澄んだ光を探し求め続ける本質的な目を刻み込む作業だった。帰宅後の二六日、いよいよ合掌する手の描写の仕上げ段階に入った。口と手の空間に最も薄い鉛筆で細い縦線を無数に描き、指先の輪郭に沿って消しゴムを入れ、手全体に光を与えるように仕向けた。人間の思いが合掌する手の先から光となって天に届くように祈りを捧げるその構図は、まさに天の光に到達、和合せんとするキリスト教徒・桜井哲夫昇天の究極の姿であり、「光の中へ」と題する木下の彼に対する鎮魂の作品でもあった。

五月一九日、木下晋は津軽を訪れ、長峰家墓地の納骨式へ参列した。式後、林檎園へ向かい、最新作の肖像画を拡げて、爽やかな春風が吹き抜ける林檎の木の幹に立て掛けた。そして彼は、《桜井哲夫の肉体は故郷の大地に帰ったが、魂は林檎の木の傍で憩いながら永遠に生きている》と語り、今も固くそれを信じ続けている。

七　大和路にて

（一）〈交流《むすび》の家〉

先にちょっと触れた京都の論楽社は、もともと子供たちの溜り場として塾活動を始め、やがて広く社会の問題についての公開講座を催すようになり、ハンセン病に関する啓蒙とその正しい知識の普及にも力を注ぎ、有志を募っての「長島愛生園」への訪問研修や、もと同園入園患者だった詩人・島田等に関するブックレットを出版したり、ペシャワール会・中村哲の講演会を開いたり、またかつての患者で社会復帰に努めつつある人々に強い関心を抱く若い学生たちを支援し続けて来た。

一九六七（昭和四二）年七月末、その学生たちが集うＦＩＷＣ（フレンズ国際ワークキャンプ）関西委員会の主なメンバーが中心になって、古神道の大らかさを受け継ぐ大倭《おおやまと》教（法主・矢追日《やおいにっ》聖《しょう》）の聖地である奈良国際ゴルフ場南に隣接した奈良市中町の広大な「大倭《おおやまと》あじさい邑《むら》」の閑静な一画に、鉄筋コンクリート二階建ての「ハンセン病回復者社会復帰センター〈交流《むすび》の家〉」

を建設した。以来、関西地方旅行滞在中の回復者たちに利用され、宿泊や会合に多大の便宜を与えた。

そのＦＩＷＣ関西委員会が一九九六（平成八）年一一月三〇日、大阪・御堂会館で、「らい予防法廃止記念フォーラム」を開催した。

掲げたテーマは『排除から共生への架け橋』だった。七〇〇名の聴衆を熱く巻き込んだ演者・パネリストたちの発言要旨は《「隔離」から「開放」へ、「排除」から「共生」へ、「依存」から「独立」へ》と纏められて成功裏に終会したことは、今に至るも尚鮮やかに筆者の記憶に残っている。

（二）映画「砂の器」

ところで前記の画家・木下晋は彼の著書へ、幼少の頃、再婚だった母親に連れられて、彼女の前夫が眠る大和路の墓へ放浪の旅をした想い出を綴っている。

映画「砂の器」を見た人なら分るだろうが、クライマックスシーンの中で、主人公が過去を回想する場面が出てくる。ハンセン病患者の父と少年は、その業病のゆえに、追われるようにして故郷の村を後にし、白装束の巡礼の旅につく。だが父の業病が行く先々の村で知れると、巡礼者どころか乞食のように、村人たちから石を持って追われる有様で、父子は毎日のようにつらく悲しい思いを体に刻む。そしてついには親子の絆さえも引き裂かれてしまうのであった。四季折々に移ろいゆく風景は、父子のたどる運命に似て厳しくもあり、また相反するかのように、寄り添う父子愛に等しく美しいのである。

白装束の巡礼旅姿というわけではなかったが、殆ど同体験ともいえる私の旅の記憶が、この映画を見て鮮烈に蘇ってきたのである。私はいいにしても幼子を連れての母の気持を思うと、どうしようもなかった。母はその生涯に三度結婚し、そのたびに不幸を重ねていくような生活の連続であった。大和路に眠る最初の相手との結婚生活は、長女の誕生後結核にかかり、闘病生活の末、突然の夫の死で一家離散という、悲惨な結末を迎えている。

一九七四(昭和四九)年制作の松竹映画「砂の器」(原作・松本清張、脚本・橋本忍/山田洋次、音楽・芥川也寸志、監督・野村芳太郎)の中の、差別と偏見から慣れ親しんだ住処を逃れながらも、美しい風土の中をさすらう父子が背負う「生まれてきたこと」「生きていること」の〈宿命〉が奏でる交響詩の旋律に、木下は近隣からの追放と貧窮に打ちひしがれて不幸な過去を引き摺った、母との大和路〝まほろば〟流浪の追想を重ねた。まさしくそれは、光を求めて闇の孤独をじっと見詰める鉛筆画家として大成するための、彼自身のアイデンティティ確認の必須条件だったに違いない。

よく大和（倭）は国の〈まほろば〉と言われる。〈まほろば〉はまた〈まほら〉や〈まほらま〉とも言い、「ま」は美称の接頭語、「ほ」は抜きん出て優れているもの・所、「ら」は場所を表す接尾語、最後の「ま」は空間・状態を表す接尾語である。つまり最も優れてよい所、一説に山や丘に囲まれた中央の土地、場所の意でもある。

「栗生楽泉園」の詩人桜井哲夫も、やはり〈まほろば〉の語をよく使っていた。

ここで生きていくって決めたからには、ただ生きていくのではなく、ここを〈まほろば〉にしたいと思ったのね。命はどうやって育まれるのか。たとえ俺が、らいであろうが、太陽や風や花や、あるいは人のやさしい言葉なんていうのは、どんな人も平等に得られる。（中略）でもね、療養所を〈まほろば〉にしようと思ったら、その前にやらなくちゃならないことがたくさんあったの。（中略）俺たちは社会から隔離されたけど、らい療養所だからといってここが社会でないとは言えないなって。ここで暮す、らい患者だって社会人なんだって。もし俺たちが社会人じゃないとしたら、それは俺たちが悪いんじゃなくて、認めてくれない社会が悪いんだ。それで俺は、自分も立派な社会人にならなければ、楽泉園を〈まほろば〉にできないなと思ったの。

かくして桜井は西田哲学の〈場〉の論理を勉強し、それぞれの人の〈場〉はどこなのか、俺の〈場〉はどこなのかを考えた。他者に出会って初めて、自分が存在することがわかり、他者によって自分が生かされていることが、次第にわかってきたとも語っていた。

そこで以下、大和の国〈まほろば〉に関係する、わが国のハンセン病史をちょっと覗いてみたい。

(三) 北山十八間戸

行基に深く帰依し、叡尊の弟子だった真言律宗西大寺の僧・忍性は一二一七(建保五)年大和国の生まれ。出家後、癩宿一七カ所から病者一〇〇〇人を集め、飲食を施し斎戒を勧め、慈善救済の活動に入った。一二四三(仁治四)年、彼は釈尊の教えに従って奈良坂に、日本最古の救癩施設と称されている北山十八間戸を建立し、病者を住まわせた。そして自力で動けない重篤な病者の生活を成り立たせるため、自ら毎暁、病者を背負って町へ出かけ物乞いをさせ、毎夕には再び背負って戻ったという。一二六七(文永四)年、鎌倉に極楽寺を再建、境内に桑谷療養所を設けてさらに救済に献身した。一三〇三(嘉元元)年没。菩薩号が追与された。

筆者は数年前の晩秋に一度、この十八間戸(現奈良市川上町四五四)を訪れた。コスモス花の名所般若寺のすぐ近くにある建物は、一戸が約二畳程度の小部屋一八戸(一戸は仏間)が連なった奥行き三・九×全長三八メートルの瓦葺き平屋建ての、大きな細長い棟割り長屋である。最近、きれいに修復されていたが、古の面影を偲ぶことだけは充分に可能だった。白壁で区切られた各部屋の「北山十八間戸」の文字が縦書きされた板戸は固く閉ざされ、僅かに湯屋（風呂）跡や井戸が残る庭には雑木、雑草が鬱蒼と生い茂っていた。

傍らの標柱や案内板がなければ、誰一人訪れる気配のないそのひっそりとした佇まいからは、ここがかつて大勢の悩める癩者の癒しの宿であり、憩いの場であったことなど、きっと解りはしないだろう。筆者は、折から降り始めた氷雨を避けながら、しばしその軒先に立ちすくんで昔への思いを馳せた。

（四）光明皇后の湯屋伝説

哲学者和辻哲郎の著書『古寺巡禮』中の一節に、

法華寺の境内に光明皇后施浴の傳説を負うた浴室がある。所謂カラ風呂である。僕はこの「カラ風呂」なるもの、存在を先日奈良坂の途中で車夫から初めて教はつた。谷を距て丶大佛殿が大きく見えてゐる坂の中腹に歩廊のやうな細長い建物のあるのがそれだつた。車夫のいふところによると、大佛鑄造や大佛殿建立の大工事の時に、病を得た工匠・人夫の類がそこで湯治をしたのださうである。この話を聞いてかすかに動き出してゐる僕の「カラ風呂」

に對する興味は、今日法華寺の浴室を見るに及んで、急に活潑に躍り始めた。

と記されているが、この奈良坂の中腹にある歩廊のような細長い建物は、「北山十八間戸」を指している。

そして彼は法華寺本堂東側に今も残る蒸風呂式構造の浴室を訪ね、その楣間に掲げられた額画にある施浴中の皇后がまとう十二ひとえの時代錯誤と、今頃の銭湯を思わせる浴室描写の軽薄さとを先ず皮肉り、天平の古における皇后施浴伝説の信憑性について、中々、味のある考察を加えている。

主として鎌倉時代の仏教史書『元亨釈書《げんこうしゃくしょ》』（虎関師錬《こかんしれん》著）に拠って、先ず施浴のあらましを、

かくて九百九十九人の垢を流して、遂に最後の一人となつた。それが體のくずれかゝつた疥癩であつた。（中略）千人目といふ事にひかされて、遂に辛抱して玉手をのべて背を摺りにかゝられた。すると病人が云ふに、わたくしは悪病を患つて永い間この瘡に苦しんで居ります。或良い醫者の話では、誰か人に膿を吸はせさへすればきつと癒るのださうでございます。が世間にはそんな慈悲深い人もございませんので、だんだんひどくなつてこの様になりました。御后様は慈悲の心で人間を平等にお救ひなされます。私にもそのお志はございませぬか。――后は天平の美的精神を代表する。その官能は馥郁たる熱國の香料と滑らかな玉の

肌触りと釣合よき物の形とに慣れてゐる。いかに慈悲のためとは云つても癩病人の肌に唇をつけることは堪へられない。しかしそれが出來なければ、今迄の行は誤魔化しに過ぎなくなる。お前は穢いから救つてやれないと云ふほどなら、最初からこんな企てはしないがい丶。信仰を捨てるか、美的趣味を蹂みにじるか。——后は不レ得レ已、癩病の體の頂の瘡に、天下隨一の朱唇を押しつけた。さうして膿を吸つて、それを美しい齒の間から吐き出した。かくて瘡のあるところは、肩から胸、胸から腰、遂に踵にまでも及んだ。偏體の賤人の土足が女のなかの女なる人の唇をうけた。さあ、これで皆吸つて上げた。この事は誰にもお云ひでないよ。——病人の體は急に端嚴な形に變つて明るく輝き出した。あなたは阿閦佛《あしゅくぶつ》の垢を流してくれたのだ。誰にも云はないでお出でなさい。

と述べた後へ、更にこの伝説に関連して、同じく『元亨釈書』巻九に伝える皇后實忠《じっちゅう》法師への懸想説、すなわち、

光明皇后が講堂に詣で丶美しい地藏の像を見、このやうに美しい沙門《しゃもん》がどこかにいないものかと思はれた。さうして宮人をしてひそかに美しい沙門を探させられた。ところが實忠法師はその地藏像にまさるほど容貌端麗であつた。で皇后は實忠を召して、浴を賜うてその體を見ようとせられた。實忠は温室に入る。その肌が實に美しい。皇后は隙間からのぞいて、

暫くも眼を離さずに見まもつて居られた。そのうちに皇后は、忽然、假寢、夢與レ忠交。やがて目がさめて實忠を見ると、頭に十一面觀音を戴いて、儀相自若としてゐる。皇后は温室へ入り、實忠の前へ出て合掌懺悔せられた。愚かにも私は愛欲に迷ふてあなたに思をかけました。しかしあなたは眞實に聖者でゐられます。どうか私の無禮をお許し下さいまし。

にも触れている。

そもそも、この一三二二（元亨二）年に成った『元亨釈書』中の〈疥癩病者〉は、それに先んずる一一九一（建久二）年の『建久御巡礼記』では、単に〈清水坂ノ者〉となっているに過ぎず、この『建久御巡礼記』は、更にその前一一六五（永万元）年の『珍慶温室田施入状』（『平安遺文』所収）では、〈道俗〉（仏道の修行僧と俗人の意）への施湯中に、阿閦如来出現の記述があった由、決して初めから癩者と特定されてはいなかった。

この種の伝承においては、どうしても免れることの出来ぬ事象の浮遊と変容の危険性は、常に心得ておかねばなるまい。いずれにしても、これらはすべて想像の域を脱すること能わぬ物語、説話の世界である。加えて和辻は、生理的にも心理的にも特殊な事情を許してかかる必要をも考えて、例えば熱い蒸気浴がもたらす或る種の宗教的法悦と官能的な陶酔の癒合による高揚状態依拠の可能性などについても触れている。

尚、荒井裕樹も触れているが、阿部泰郎らが描く「性／穢」の混淆的説話世界の存在だった光明皇后を恣意的に改変解釈し「聖／愛」の確固たる歴史的事実へ転換して、その継承者とするべく貞明皇后を拡大宣揚し、仁慈博愛の精神を讃美して癩医療行政への効果的な利用策を練った緻密、狡猾な国家当局の意図についてもしかと考えておくべきだろう。

かつて筆者もまた、仏像彫刻には眼がなかった同郷の親友を誘って、法華寺を訪ねたことがあった。まだ学生の頃だったからもう六〇年以上も前になる。だが、その際の印象は今もなお鮮やかに脳裏に甦ってくる。本尊の十一面観音菩薩像は、その日その時間、たまたま本堂正面の逗子から出されて、須弥壇の最下列のやや左手、ちょうど筆者ら拝観者の直ぐ目の前に安置されていた。国宝ともあろうものが、そんな馬鹿な……、と思われるかも知れないが、清掃、補修管理（？）か、何か知らないが寺側の都合で、確かにそのような状況にあったのである。

そもそも、旧来の「国宝保存法」に代わって新しい「文化財保護法」が制定されたのは、一九五〇（昭和二五）年五月三〇日、該法律の第二七条に従って著名な仏像二四件に改めて国宝指定が行われたのが、その翌年六月九日だった。

指定第一号は京都太秦・広隆寺の弥勒菩薩半跏像、この法華寺の十一面観音菩薩立像も、同じ日に指定された第一四号だった。奈良では、他に第一九号の唐招提寺・鑑真和上坐像、第二一号の法隆寺・百済観音立像、第二二号の同寺・救世観音立像などがそうだった。因みに国宝の指定番号と価値評価とは、一切、無関係である。筆者は、実際に学生の当時、これら諸仏像彫刻を夢殿の救世観音を除いて、何れも直ぐ手が届く間近の位置で拝観した体験がある。一九六〇（昭和三五）年に、拝観の一大学生による広隆寺の弥勒菩薩像の右手薬指折損事件があったことを覚えておられる向きもあるやも知れないが、当時は、国宝指定級の佛像彫刻といえども、総じて特別な扱いはされていなかったわけである。

本題の十一面観音菩薩像に戻ろう。見た瞬間、驚きの強烈な衝撃が全身に走った。真っ赤な口紅に彩られた肉感的な唇、豊満な胸の膨らみ、そして左側方へ逆「く」の字型によじった腰、いやに長い右腕から手の指へかけての円やかさが醸し出す魅惑の妖艶さが、神々しい仏のイメージを一挙に破壊、逸脱していきなりこちらへ飛び込んで来た。その余りの艶めかしい姿態の生々しさにしばし見惚れて、ぼおっとなったままひと言も口を利けず、只々、友と共に佇んでいるだけだった。後で気付いたのだが（写真図録などを見て）、その節はたしか蓮の華と葉から成る光背は取り外されていて、無かったように記憶する。

和辻哲郎もやはり、この観音菩薩像に「秘密」のヴェールに包まれた隠微な蠱惑力を感じ、些か歴史家に嫌われるような伝説をも採録している『興福寺濫觴記』などを参照して、その製作年代を、種々、吟味し、彼のガンダーラの問答師が光明皇后をモデルにした原彫刻像に似せて、藤原期に造られた（?）との想像を逞しゅうする仮説を立てている。そしてわざわざ《あの伝説は火のないところに起つた煙ではなかつた。この十一面観音に天平の痕跡を認めるのは、必ずしも根拠のないことではなかつた。》と付け加えているのには、殊の外、興味をそそられる。これこそが「和辻初版本」の魅力であり人気の所以なのだろう。

それに比べると浴室の方は、当時、中に入れたわけでもなく、只、説明書きの立て看板を読み、周りの囲い垣の狭間から奥の古びた建屋を僅かに覗き見ただけに過ぎなかったので、今の筆者にさしたる感慨は残っていない。

（五）西山光明院

北山十八間戸を訪ねた同じ日、もう一カ所救癩施設ゆかりの西山光明院にまつわる事跡を探し求めて、その近くを歩いてみた。かつて「長島愛生園」の書記だった宮川量が残した論文「救癩史蹟　西山光明院に就いて」を参考にして、西の京に在る法相宗寺院・龍蔵院（奈良市五条三丁目一―一六）を訪れた。

西山光明院創始の歴史は、薬師寺に保存されていた古文書である一八四六（弘化三）年丙午一〇月二一日付の西山ものよし一﨟教山筆「奉差上候一札写」と、一八七三（明治六）年五月二〇日付の「西山御採用下書」、及び後年末寺龍蔵院住職として光明院に関係し、最後の患者西山ナカの死亡にも立ち会って遺言書を作成した元薬師寺管長橋本凝胤師から語り伝えられた談話により、その朧げなる輪郭を掴むことが出来る。

それらに拠ると、この光明院もまた、恐らく行基の創始になる薬師寺の悲田院の一部として発展して来たものと考えられ、現在の近畿日本鉄道橿原線西の京駅西方へ徒歩約一〇分、孝謙天皇の行在所・瑠璃宮跡地東北隅に在ったと推定される。後、薬師寺末寺の龍蔵院へ加えられ、豊富な寺領によって経営が支えられていた。しかし寺領の没落に伴って病者は諸々の町方、在方を勧進することになり、大和国北半分を北山十八間戸、南半分をこの西山光明院が分け持つようになった。明治維新以来、衛生思想の向上普及につれて病者の市中勧進にも次第に制約が加えられ、生活も困窮の度を増していった。たまたま北山より西山の方が、寺の援助もあり患者の経済状態も優れていたので長続きすることになったらしい。

西山京山（教山とは別人）は、一八三八（天保九）年八月一五日四国伊予国の出身、修験道行者だったらしいが、病を得て興福寺大乗院系の南都修験の伝統を継ぐ薬師寺の縁により西山光明院へ入ったらしい。その内妻・西山ナカは、一八四五（弘化二）年二月二日生まれで、大和国高市郡の富豪の娘。非常な美人だったが、大阪へ縁入り後に発病して西山に入った。かなりの動産、不動産を持っていたので西山の経営にも好影響を与えることになった。一八九〇（明治二三）年における西山京山名義の龍蔵院への地所寄付証券、約定書が残っているが、これは彼女の資産だったらしい。

この夫妻の、一八八一（明治一四）年一一月一日付の各診断書が残っているので、参考までに記しておく。

診断書

大阪府下大和国添下郡六条村七十七番地

西山京山　四十四年

一　体質　多血性

一　原因　不明

一　病名　例布羅

一　症候　厳々頭痛シ四肢筋肉及関節部大ニ麻痺催回シ身体疲労状ヲ呈シ言語困難ス

一　経過　二十ケ年前来

一　処方　無之

一　予後　不作ナラン

大阪府下大和国添下郡五条村三十番地

医師　楠田　操

診断書

大阪府下大和国添下郡六条村七十七番地

西山京山　弟子なか

三十七年

一　体質　中等

一　原因　不明

一　病名　例布羅
一　症候　四肢末梢麻痺掌忘シ諸々ノ筋関血膿シ或ハ脱膿スルコト甚ダシク時ニアリテハ咳嗽喘鳴ス
一　経過　十ケ年前
一　処方　無之
一　予後　不良

大阪府下大和国添下郡五条村三十番地
医師　楠田　操

京山は一八九七（明治三〇）年頃に死亡、その後も入居者は減り続け、ナカが最後の患者となった。一九〇七（明治四〇）年に法律第一一號（「癩豫防ニ關スル件」）が公布され、この光明院入居者も隔離の対象になったと思われるのだが、行政的な記録も残っておらず詳細は不明である。宮川の資料には、光明院の敷地〈東西約一八間×南北約七間〉内における建物配置の見取図が載せられている。敷地中央の風呂場へ細い廊下で繋がる三棟（東、西、北側）の病舎と一棟の仏間本堂（北側）、一棟の納屋（南側）があり、西側の病舎中の食堂北隣の八畳間の箇所に《コノ部屋ニテ最後ノ癩者西山ナカ死亡シタル由》と註記されている。晩年、重症になった彼女を、付添いに寺から送られていた番人が抱きかかえて風呂場へ運んで当帰薬湯に入れてやったり、大阪に嫁していた際の子どもが、時々、訪ねてきてよく面倒を看てやっていたようである。一九一六（大正五）年に死没の際、橋本師が立ち会って財産処分をしてやり、寺へも永代料として寄付がなされ、光明院は閉鎖された。

因みに西山の入居者は全員西山姓を名乗っていた。現在でも療養所では本名を使う者は殆どおらず、大抵は、社会的影響を怖れて変名、仮名を用いているのに通じる所作である。尚、弘化年間の「奉差上候一札写」筆者西山ものよし一臈教山の〈ものよし〉とはいかなる意味だろうか？元来は癩病者その者でなく、その看病や埋葬に携わった者を指していたのだが、次第に癩者本人をも含める風潮に変ってきた。彼らは近世の身分制のもと、住居範囲を一定区域に制限され、生計のため町中を勧進、祭事の際などには門付け物乞いに回っていた。その節には大きな掛け声で《ものよし（縁起がよいの意）》と叫んだので、〈ものよし（物吉）〉の呼称が生まれることになったらしい。「一臈」とは首座の意である。

西山ナカの死没後、その墓は薬師寺の僧職者墓地にあったようだが、後に塔頭寺院・龍蔵院へ移されて無縁仏となったという。

光明院の歴史を引き継いだ龍蔵院へは、かつて「長島愛生園」の患者だった島田等や近現代史家藤野豊も訪れている。筆者もまた、当寺院を訪ねて松久保千恵子住職夫人にお会いし、いろいろな関連資料を拝見、談話を拝聴し、本堂に安置の地蔵菩薩立像（室町時代永禄年間の作）のご本尊も特別に拝観させていただいた。

次いで、本堂に隣接した霊園墓地へ向かった。広い墓地内を回って西山ナカの無縁仏墓碑を探すのは、ほんに至難の業だと覚悟していた。が、幸いにも程なく、入口近くの一画、たくさんの古い墓碑、仏塔が小山状にうず高く積み上げられた墓石群の中、通路に直面した最下部、まさにわが視線の高さの直ぐ先に「西山ナ」とはっきり刻まれた墓碑を見付け出すことが叶った。まるで訪れる筆者を待ち受けていたかのよう、思いの他簡単に巡り会うことが出来た。もっとも最後の「カ」の一字のみは、傍らの重なった他の石に隠れてしまってどうしても確認出来なかったが、それは確実に彼女の墓標だった。

前記診断書に記された年齢から換算して享年は七二、彼女は夫の京山より一二年長く生きたことになる。数ある不幸せな癩病者に比べれば、まだいくらかはましな養生を送ったことにはなるのだろう。

只、癩（ハンセン病）の歴史において、彼女の存在を知る者は少ないだろうし、こうして実際に墓を訪ねてくる者などは殆どいないに等しいだろう。このたび、訪ね得た奇縁、巡り会わせに深く感謝し、彼女の墓標に向かって静かに合掌し、厚い冥福の念を捧げた。

八　熊本への旅

北條民雄が転院、移住を望んでいた草津湯之沢の「聖バルナバ・ミッション」を創設したメアリ・ヘレナ・コンウォール・リーよりも先に来日、やはりわが国の救癩事業へ貢献した同じ英国人宣教師ハンナ・リデルとエダ・ライトの業績を偲び、近くの琵琶崎待労院や、全生病院と同時期に創設された「九州癩療養所」の後身で、今尚、数少ない開所当時の遺構のいくつかが在る現国立療養所「菊池恵楓園」をぜひ訪ねたく、九州路へ向かうことにした。

(一) リデル、ライト両女史記念館

熊本市の立田山山麓、立田山自然公園に近接する高台の地（中央区黒髪五丁目二三―一）に建つ記念館は、旧「回春病院」敷地内に建てられた「癩菌研究所」に由来する。

当研究所は、北里研究所の宮嶋幹之助と建築学界の泰斗・中條精一郎（宮本百合子の父）が設計を担当、㈱清水組が建築を施行して一九一九（大正八）年に竣工した。最初は平屋建てだった

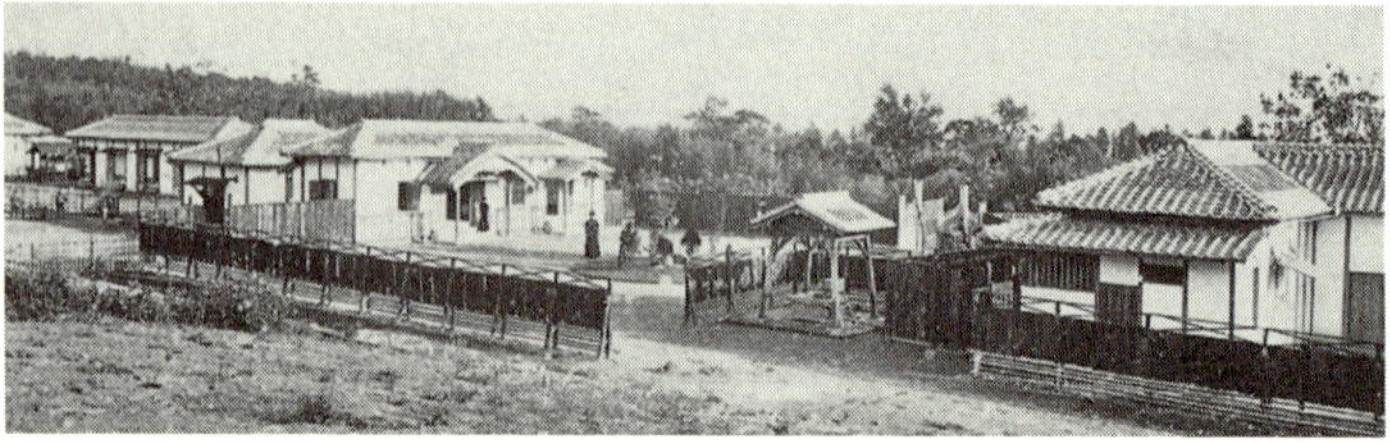

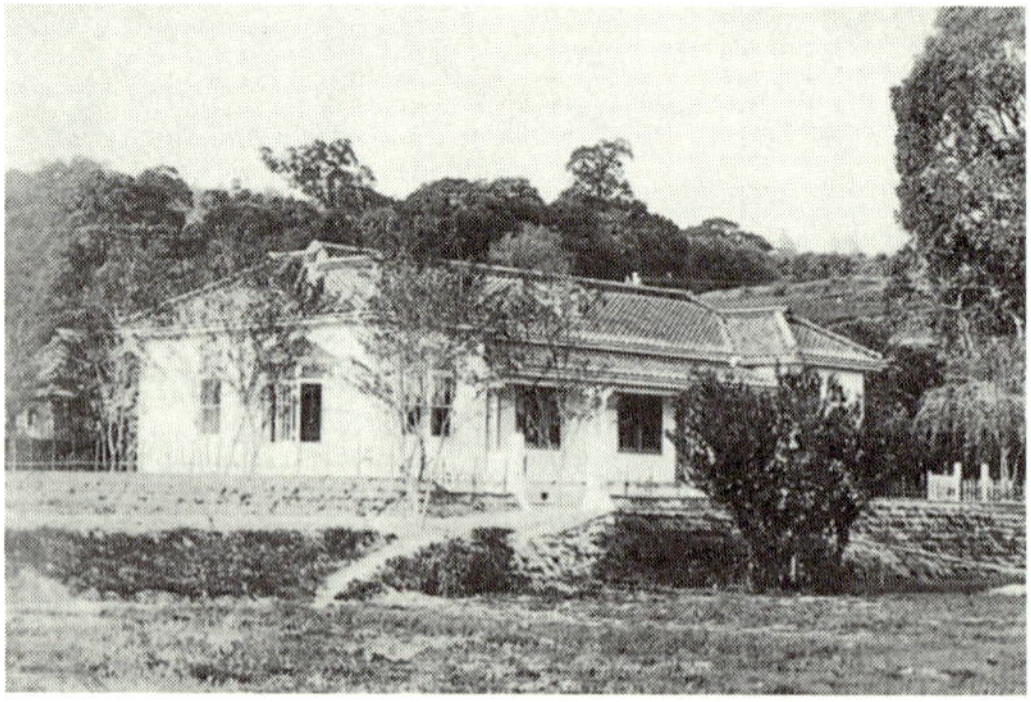

創立時の回春病院全景（上）と研究所（中）
〔リデル、ライト両女史記念館発行絵はがきより〕

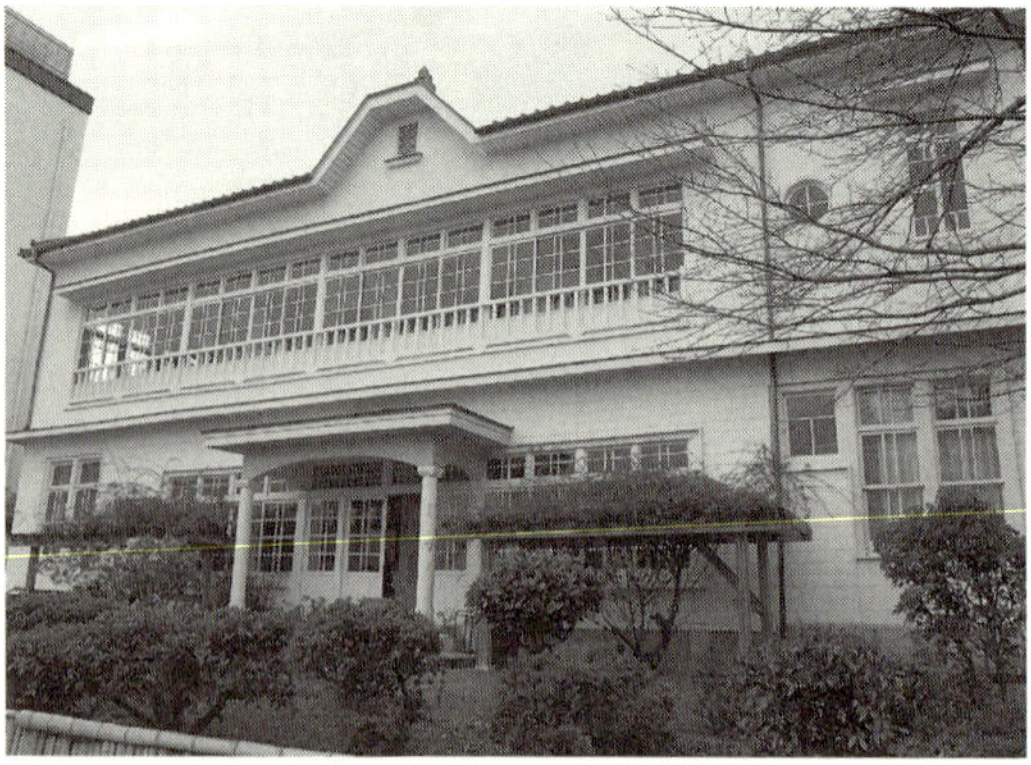

リデル、ライト両女史記念館

が、ハンナ・リデルの病没後、引き継いだエダ・ライトが二階を増築して住み着き、一階を病院事務室に使用していた。

戦後は、「リデル、ライト記念老人ホーム」として利用されていたが、一九九二（平成四）年一〇月に熊本市へ寄贈された。一九九四（平成六）

年二月三日に「リデル、ライト両女史記念館」として開館、二〇〇八(平成二〇)年三月一九日には国の登録有形文化財に指定された。館内展示室には、両女史愛用の手帳や聖書、座右の書籍、事務机、本棚、鏡台など数々の遺品、関連写真、解説パネル、そして大隈重信からの「熊本市リデル嬢殿」と宛名だけを大きく記した封筒、並びに彼女の援助要請に応えた巻紙へ筆書きの返事書簡も陳列されている。

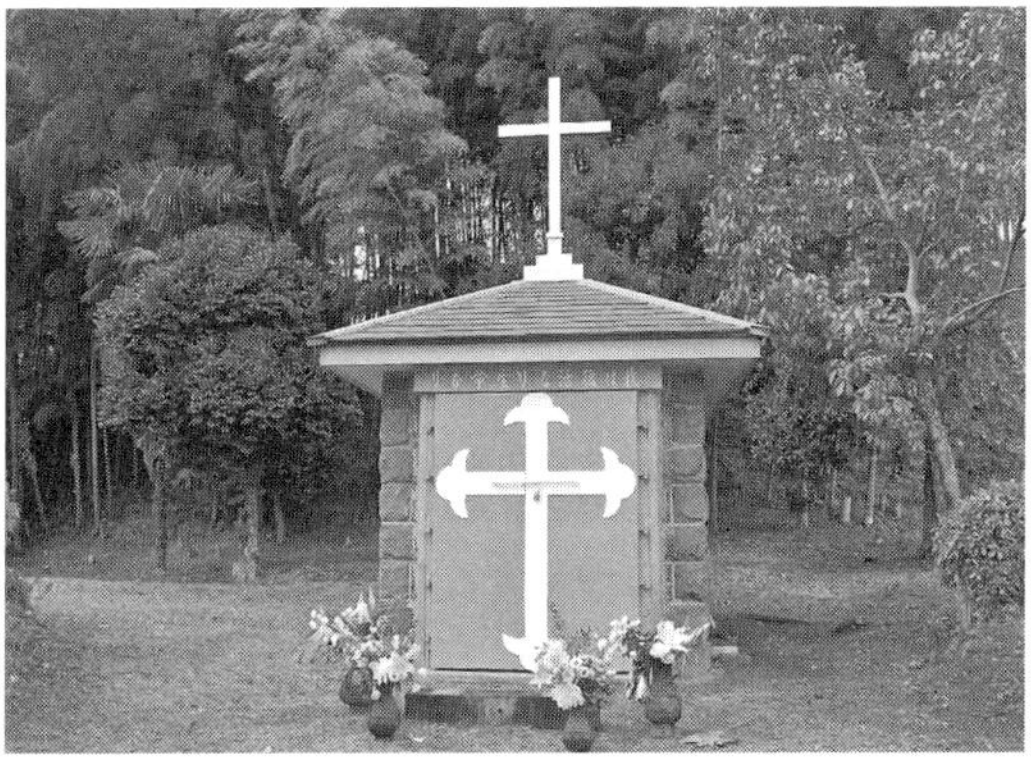
納骨堂

筆者が訪れた先年秋の一日、新大阪からの山陽・九州新幹線特別急行列車が熊本駅に到着した正午過ぎ、朝からの曇り空は一転して土砂降りの雨になり、已むなく駅前よりタクシーを駆って記念館へ向かった。当日午後の見学者は他に一組の男女があったのみ、ひっそりした館内を案内の係員が我々に、終始、付きっ切りで丁寧に説明し質問にも親切に答えていただいた。別室でのビデオ・テープ資料数本の鑑賞などを含めると優に三時間余り、まるで全館貸切り状態のような贅沢三昧なゆっくりした見学だった。

帰りはちょうど雨も上がって、前庭に建つ両女史顕彰碑に立ち寄り、屋根に十字架を頂く建設当初そのままの姿を今に留める納骨堂へ拝礼した後、周りのしずく滴る紅葉を愛でつつ、なだらかな坂道をバス停のある大通りまで一〇分余り歩いて下った。はるばる遠くから出かけて行った甲斐も充分、まことに満ち足りて穏やか心地に浸り切った至福のひとときだった。

（二）「回春病院」の創設と終焉

創設者ハンナ・リデルは、一八五五年一〇月一七日、英国のロンドンに生まれた。一八九一（明治二四）年一月、英国聖公会宣教協会ＣＭＳ（Church Missionary Society）より派遣の宣教師として来日。神戸に上陸後、大阪に約二カ月滞在し、三月下旬に熊本へ入り伝道活動を開始した。三六歳だった。彼女と一緒に、もう一人来熊したのが、グレイス・ノットという二六歳の同僚宣教師だった。

来熊早々の二人は、翌四月の三日、先任のＪ・Ｂ・ブランドラム夫妻らの宣教師や数人の日本人と共に市内の法華宗名刹・本妙寺へ桜見物に訪れ、そこで初めて癩患者の群れに出会うことになった。

ハンナが常に携え愛読していた書物『DAILY LIGHT』（『日々の光』）のAPRIL 3（四月三日）のページ上部欄外には、《Honmyoji—first saw Lepers（本妙寺—初めて癩患者を見た）》と鉛筆で記してある。彼女はこの日に見た衝撃の光景を、その年末に英本国ＣＭＳへ初めて年次報告した後も、機会を見付けては何度も文章に記し、繰り返し人に語っている。そしてこの悲惨な人たちを救うための施設を、ぜひとも造りたいと決意した。花見の三年後の一八九四（明治二七）年一二月号の『The Church Missionary Gleaner』（『ザ・グリーナー』）誌上に、彼女は「日本の癩患者」と題して、

熊本の、わたしたちが住んでいるところから二マイル半ほどのところに、癩患者が好んで集まる寺院があります。アイルランドとほぼ同じ大きさの島、九州の至るところから、またお隣の四国からも、かれらは集まってきています。そこでは、病気の進行具合の違う人々がそれぞれ列をなして跪き、熊本の先の領主であった男（註、加藤清正のこと）の霊に、嗚呼！　そんなにも真剣にお祈りしているのです。（中略）構内の後ろに小さな森がありますが、癩病患者は、祈り続けているその霊が墓の周りをさまよっていると考えて、その森の中を死ぬために這いずり回るのです。もし、よい医学的援助があれば、このかわいそうなものたちの六〇～七〇パーセントは苦痛が和らげられ、一〇パーセントは治癒すると思われるのです。わたしは、かれらの病気が完治しないでも、災厄が軽減されるものならどこかに病院を建てたいと思うのです。そこではかれらは食事を与えられ、風呂に入り（この風土ではぜひとも必要なことです）、そして専門的介護が夏の激しい熱さや冬のつらい寒さの中でおこなわれるのです。そして何よりも、強きもの幸せなるものに対すると同じように、貧しき宿無しの病

者に対して、その命を与えられた愛しき救世主について、語り合うことができるのです。
わたしたちは来年の一〇月頃に病院を開設したいと思っています。開設後は、患者のすべての出費を賄うために一日に一人あたりおよそ一ポンドのお金が必要と思われます。

と述べ、そのすぐ後へ一人の若いクリスチャン男性が、最近、発病して仕事を追われ、絶望のどん底にあった矢先に信仰を得て、熊本に計画中の当院の噂を聞き、今一度天にましますます神をほめたたえられるようになって、入院を願い出てきたことも付け加えている。

しかしCMS本部は、必ずしも彼女の希望、計画に賛成はしなかった。彼らの第一の目的は信者の獲得であり、宣教師の本務はあくまで信教の普及だったからである。

それにもめげず、ハンナは第五高等学校教授・本田増次郎や陸軍第六師団の金沢久（電信技手）、芳賀栄次郎（主任医官）ら有志の日本人と共に計画を少しずつ推進し、また本国宣教団の年次総会へ病院建設に関する公式表明の論文を提出した。彼女らのたゆまぬ熱意により、やがて計画への賛同者が次第に増え、寄付金も集まり、資金は確実に貯まっていった。まず初めに、彼女は本妙寺近くに一軒家を購入し、三人の患者を収容した。

一八九四（明治二七）年、立田山麓に四〇〇〇坪の土地を入手し、日本赤十字社病院の医師だった岩井禎三による設計で翌年二月一〇日いよいよ病院の第一期建設工事が始まり、一〇月に竣工した。その規模の概要は、次のようなものだった。

一	診察室・薬局・事務室・礼拝堂	一棟	二〇坪
一	男子病棟	二棟	計三八坪
一	女子病棟	一棟	一八坪
一	医師住宅	一棟	一七坪
一	伝染病室・重症病室・看護室	一棟	一九坪
一	炊事場	一棟	一一坪
一	浴場（職員用）・洗濯場・消毒室	一棟	四五坪
一	浴場（患者用）	一棟	二五坪
一	物置	一棟	七坪
	合計	一〇棟	二〇〇坪

「回春病院」と命名した病院の開院式は、一八九五（明治二八）年一一月一二日に挙行された。

ハンナは、

　此病院を初めから癩病病院とは決して申しませんでした。回春病院、望を回復する所の病院という風な名を付けて置きます。何故と申しますに前にも申したように癩病患者というと、天刑病という名の下に自暴自棄を致して居るし、世間の人々からは悉く排斥されてしまい、虐待されて居るものでございますから、此世の中には望みはない或は未来におきましても何等希望はないという風に思って居るのでございます。（中略）此世に於いても希望を起し又来たらんとする所の未来に於きまして大なる希望に生くることが出来るようにと云うので、回春病院という名を付けて置くのでございます。

と語っている。「回春」は英語に訳すと「Resurrection of Hope」（希望の復活）になるという。この院名は、設立計画の準備調査で御殿場の「神山復生病院」へ伺った本田増次郎の助言などに拠って決まったらしいが、かつて熊本に在った医育機関「再春館」からヒントが得られたとの説もある。ハンナとグレイスは、それぞれ市内の家から頻回に通って患者の世話に当たった。クリスチャンの田尻寅雄医師が、週に二回来院して患者の診療に携わった。

病院は順調に動き、患者も徐々に増えていった。ハンナ・リデルは姪に当たる同じく宣教師のエダ・ハンナ・ライトを、ぜひ日本に呼び寄せて一緒に働きたいと思うようになった。

エダは一八七〇年二月一二日の生まれ。ハンナ・リデルより一五歳年下だった。彼女もまた早くから宣教師になり、日本へ行きたいと願っていた。が、救癩事業への奉仕優先を余り喜ばぬCMSの派遣許可に、やはり手間がかかり、実際に来日、長崎へ上陸したのは一八九六（明治二九）年一一月二四日、四日後の二八日にやっと熊本市長安寺町のハンナが住む家へ到着した。二六歳だった。「回春病院」の開院から約一年が経っていた。

一八九七（明治三〇）年、田尻医師に代わってハンナの求めに応じた三宅俊輔が専任医師として赴任した。彼は一八五四（安政元）年一〇月一〇日、岩見国の医家三宅雄仙の次男として生まれ、上京して桑田衡平の家塾で医学を修め、さらにベルツ医師に師事した。敬虔なクリスチャンだった。

たまたまその年には、ハンナ、グレイス両人が定期の帰国休暇予定になっていた。本国のCMSが各地に派遣した宣教師を順番に帰国させ、活動成果報告を命じた後で新たな指示を与えて、再帰任させるまでの休暇システムが採られていたからである。

しかしハンナは、新任間もないエダ一人を残してグレイスと共に帰国してしまったら、たちまち病院の運営に支障を来たすと考えた。

彼女は何とか自分だけ帰国を延期してもらうために、知り合いの医師に頼んで帰国延長に充分耐え得るとの健康診断書を書いてもらい本国へ送付提出した結果、グレイス一人だけが帰ることになった。

ところがその直後、彼女は腹膜炎に罹り敗血症を併発して長期療養が必要となった。エダは臥症中のハンナを看病し、ハンナはエダに病院運営上の様々な指示を与えながら、苦しい二人三脚ばりの日々が約一年以上続いた。ハンナと本国CMSや熊本を管轄する長崎主教区宣教師との意見齟齬は相変わらず続き、ますますエスカレートしていった。ハンナは決して「回春病院」経営の救癩事業のみに精出しているわけではなかった。本来の宣教活動その他にも大いに活躍し、かなり多くの入院患者を改宗させていた。言うならば彼女は余りにもアクの強い女傑肌だった。外見も派手で、男勝りの遣り手だった。組織の原則を無視した妥協を許さぬ彼女の行動は、保守的な周囲からは快く思われず、常に軋轢不満の種になった。一八九九（明治三二）年三月二日、休暇が済んで帰日したグレイスと入れ替わり、ハンナはようやく日本を離れ五月下旬に本国へ到着した。

病院の管理を託され後を引き継いだグレイスとエダが多忙な毎日に奔走し始めた途端の六月、本国のCMSは突然、エダの鹿児島転任を命じた。明らかに彼女を病院業務から外す意図の人事だった。本国と熊本との間における、方針と意見の確執は相変わらず続いていた。一九〇〇（明治三三）年三月、結局、グレイス・ノットはCMS宛に辞表を提出、病院を退職してしまった。続いて五月、鹿児島へ転属になっていたエダ・ライトも辞表を提出した。そして彼女は、五高の本田増次郎教授の紹介を得て東京の監督教会で一年の見習いを済ませた後、北関東の前橋・熊谷・水戸・浦和や東北の盛岡など各地を移動しながら、ずっと伝道生活を続けることになった。

一方、ロンドンに戻ったハンナを、CMSは帰日させる意志はなかった。が、彼女はグレイスたちがCMSを辞めたと聞いて、一刻も早く日本に戻らなければと思い、同年一二月五日にやはり辞表を提出して、翌一九〇一（明治三四）年一月、熊本へ帰って来た。

早々、長安寺町から古新屋敷四三六番地の家へ引っ越し、気分を新たにして、一〇カ月間の責任者不在だった病院を再開した。次いで不動産登記簿上、本田増次郎、金沢久、福岡の実業家で聖公会幹事・衣笠景徳の三名になっていた病院敷地と建物の名義をハンナ・リデル本人に変更し、名実共に事業の本格的経営実施に乗り出した。

最大の課題は何と言っても病院の運営費の捻出だった。先ず、病院の後援組織を作り、母国の友人の賛助を得、その約四割を英国の各種団体、個人からの寄付、募金で賄う目算にやっと辿り着くことが出来た。残り六割は、日本で賄うことだった。彼女の事業経営の才覚は抜群、その辣腕ぶりには目を見張るものがあった。政界の有力者、第一次大隈内閣首相だった大隈重信の知己、支援を得ることにも成功した。一九〇五（明治三八）年一一月六日、大隈は渋沢栄一と図って、東京日本橋坂本町の銀行倶楽部でハンナを囲む癩病患者救済と「回春病院」援助についての座談会を開催した。当時、渋沢は第一銀行を始め多くの企業を経営する財界の大物、社会事業へも多額の寄付をし、東京市養育院院長を務めて光田健輔の上司でもあった。

当日の出席者は渋沢の他、金沢久（ハンナの世話で、その後英国留学、帰国後は東京高等師範学校教授に就任していた）、窪田静太郎内務省衛生局長、山根正次衆議院議員、光田健輔東京市養育院医官と、島田三郎らの各新聞社代表や三井、岩崎、古河、大倉などの富豪財閥関係者を含めて総勢二五名余だった。劈頭、渋沢が立って、大隈が病気で欠席のために代わって会を主催、ハンナ・リデルの篤志と成功に関し大隈伯に共感する旨を述べた。次に金沢が回春病院の創設と現状を紹介説明した。続いて光田が癩疾患の歴史と各国の施策、わが国における伝染予防と隔離入院の必要性を語り、山根は貧困な浮浪癩患者の危険性を指摘、窪田は「癩豫防法」提案の準備予定中なることを告げた。最後に島田が《大隈伯、渋沢男に於いて各新聞社、実業家及び医学界を代表すべき若干名の医員を選み、更に其の委員の集会を催してリッデル嬢の事業に対し募金を為し賛成を表すべき方法を講究すべきを提議し、議場一致を以て之に同意》した旨が報じられている。

かくして設けられた「癩豫防調査委員會」の大隈、渋沢、山根、窪田、島田ら諸委員は更に一カ月後の一二月九日、早稲田の大隈邸に集まり、「癩豫防の方法及び熊本回春病院補助の件」について協議し、次の三点を決定した。

一、第二十二議会に政府をして癩病予防法を提出せしむること、但し各地方団体をして予防の手段を採らしむる方法に依ること。

一、第二十二議会に癩病研究費を国庫より支出せしむる策を政府をして提出せしむること、但し右はかの北里博士の伝染病研究費として三万円したるに倣ひ、主に病理及治療法の研究を為さしむること。

一、此際一般民衆をして癩病の恐るべき性質のもの足るを知らしめ、且つリデル嬢の経営に係る熊本回春病院に補助を与ふるの目的を以て一大集会を開くこと、但し当日は内閣諸員・貴衆両院議員の有力者、及び医学衛生に関する朝野人士を網羅すること。

その日の中に、大隈はこの委員会の決定内容と共に、《尚又既に御承知の事と存候が、熊本縣知事より清浦内務大臣宛にて、貴院の事業補助の為め、熊本縣會に於て壱年五千圓支出の旨決定せし由電報有之清浦氏より通知し來候》と書いた書状をハンナへ送った。これが、先述の記念館内に展示されている返事書簡である。但しこの「壱年五千圓」は「壱千五百圓」の誤りで、熊本県議会はハンナの功績を讃えると共に、病院への一五〇〇円寄付決定を、熊本県出身の清浦奎吾内務大臣へ報告したのだった。

大隈、渋沢が率先、先導したハンナの救癩事業支援の輪は、国と地方自治体が連動する「回春病院」への財政援助へ繋がり、翌一九〇六（明治三九）年九月二一日付で財団法人の認可へまで辿り着いた。それどころか彼女の提起した癩医療問題は、日本の中央政財界に一大旋風を巻き起こし、渋沢らをして《癩病救濟の事業を外人の手に委ねて我國人之を顧みず、貴の事漸く外人間の問題とならんとするに國人が袖手傍観致候は帝國の體面にも拘る》との意見声明を出させ、いよいよ一九〇七（明治四〇）年三月八日の法律第一一號（「癩豫防ニ關スル件」）成立の方向へ発展して行くことになった。

このような経過で病院の財政状況は、少しずつは好転していったものの、その運営資金は依然として不十分だった。「癩豫防法」の成立直後、ハンナは米国へ渡り友人知人を頼って寄金集めに奔走し、その後も国内のあちこちで癩疾患と「回春病院」に関する啓蒙宣伝の講演を多数こなし、募金蒐集の活動へ精力を傾けている。

一九一九（大正八）年六月、「癩菌研究所」が竣工、開設された。

第一代研究所主任として内田千太郎医師が就任。その頃、癩病研究に生涯を捧げたいと思っていた第五高等学校の学生宮崎松記（後の「菊池恵楓園」園長）が、時々、顔を見せた。内田は日本の鼠癩菌研究に大きな成果を挙げ、三年後に慶応大学へ転任した。

第二代主任は熊本県出身の田宮貞亮医師、主として癩患者の血液に関する研究に没頭し、二年半後に伝染病研究所へ転任した。在任中の田宮は、終始、ハンナから《癩菌の純粋培養を成し遂げて下さい》と激励、鞭撻されたという。この癩菌の人工培養という難題は、九〇年後の今日もいまだ達成されていない。が、それに代わって余りある祝福特筆の慶事は、何と言っても癩（ハンセン病）完治の時代が見事に到来、実現したことであったと言わねばなるまい。

一九二三（大正一二）年、鹿児島転任後ＣＭＳを辞めて、北関東地方で伝道活動中だったエダが、二三年を経てやっと熊本のハンナの元へ帰って来た。すでに五三歳になっていた。またこの年には病院敷地の一隅に、亡き病者たちの遺骨を祀る納骨堂が建てられた。

三宅院長は相変わらず院内の住居から、時に真夜中でも診察に出向き、本妙寺近くに看護婦の三井民子を住まわせて浮浪する癩患者の看病診療に当たったり、市内に紫苑会診療所を開いて貧窮の一般患者を無料で診て回っていた。

一九二四（大正一三）年六月二四日、敷地内に念願の和洋折衷様式の「降臨教会」礼拝堂が竣工し、その前庭には、世に隠れ住む人々に明るい陽光の中で生きて欲しいという願いを篭めて、一基の日時計が設置された。かくて「回春病院」は、療養施設、研究所、納骨堂、礼拝堂と日時計を加えた癒しと憩い、恵みと安らぎの、いわゆるホスピタリティ、チャリティ、コミュニティの三条件を併せ備えた綜合的時空間として完成した。

一九二六（大正一五）年九月四日、仁術の師、慈愛の人として慕われ頼られてきた三宅医師が、三〇年間の真摯な医療と伝道の奉仕を終えて昇天した。享年七二だった。

次の院長として赴任した佐賀県出身の神宮良一医師は、研究所の三代目主任も兼任した。

昭和に入って、七〇歳代の老境に差し掛かったハンナの健康状態は徐々に低下していった。にも係わらず、彼女は一九二七（昭和二）～一九二八（昭和三）年、欧米諸国へ寄金集めに出掛けている。

一九三〇（昭和五）年秋には上京して御所へ伺い、貞明皇后から下賜金を戴き茶菓の饗応に預かっている。

一九三一（昭和六）年四月中旬、「神山復生病院」の岩下壮一院長が関西・九州地方の癩療養施設視察見学の途上、「回春病院」を訪ねた。ハンナが住む新屋敷の居宅に招かれた。前年に大宮御所で初対面を果たしていた彼らは、互いに宗教家同志の誼もあってたちまち肝胆相照らす仲となった。ハンナはここぞとばかり癩病者救済の持論を語り、女史特有の療養所内における男女風紀問題や性隔離政策にも触れて熱弁を振るったらしい。後に岩下は語っている。

神はリデル嬢を選んで癩問題に関する日本の朝野の良心を覚醒せしめ給うた。成程復生病院の創立は回春病院のそれには先んじている。併し御殿場のフランス人は余りに隠忍にすぎた。ベルトラン師などが地元の悪者にいじめられて警察署へ嘆願書を出したり、訴訟をして敗けたりしている間に、女史はどしどし日本朝野の名士を歴訪して彼らの良心の前にのっぴきならぬ問題を提出された。女史は故渋沢子爵を動かし、上京する毎に内務大臣を訪問されたそうである。当時の当局者にとってこの英国婦人はたしかに苦手であったに相違ない。女史はこうした人達を相手にして十分太刀打ちのできるだけの貫録が具わっていた。外国人で婦人で身分があって、よき意味での政治的才幹を有した女史のまえにはすべての門戸が容易に開放された。女史はこれを善用することを忘れなかった。試しに、明治二十何年頃官辺に縁故のない一日本人が救癩運動を志して、内務大臣を訪問したと考えて見給え。彼は恐らく終日「人民控所」で待たされた揚句追い返されたであろう。

彼女の事業活動に対する実に的確な観察、分析の描写と言ってよかろう。

尚、岩下は礼拝堂前の日時計を見、ハンナの語った《癩療養所ではゼンマイで動く時計などは使いたくない。不幸な病のために社会と絶縁せねばならなくなった患者達をして、その苦悩を忘れて朗らかに天日と共に生き、天日と共に眠らせたい。彼らの生涯から日時計が役に立たないような、曇ったり、雨が降ったりする暗い冷たい日を皆とり除きたい。温かい光に思う存分ぬくまったのちに、落葉の栄光のうちに、父なる神のふところに憩わせたい》の願いに、痛く心を揺すぶられたと言う。岩下の胸に託された彼女の熱い思いは、やがて四年後に富士山麓・神山の地でも実を結ぶことになる。一九三五（昭和一〇）年一一月九日、岩下の片腕であり、親友でもあった仲省吾によって、「神山復生病院」の礼拝堂傍らに同じような石の日時計が造られた。現在、その日時計は改装成った病院正面玄関前に移設され、そのすぐ左側に「第六代岩下院長の抱負の象徴」と記した標石が建っている。ハンナ・リデルの救癩一筋を貫き、輝き通した希望の灯は、今や遥かな時空を超えて多くの患う人たちを、ずっと見守り照らし続けている。

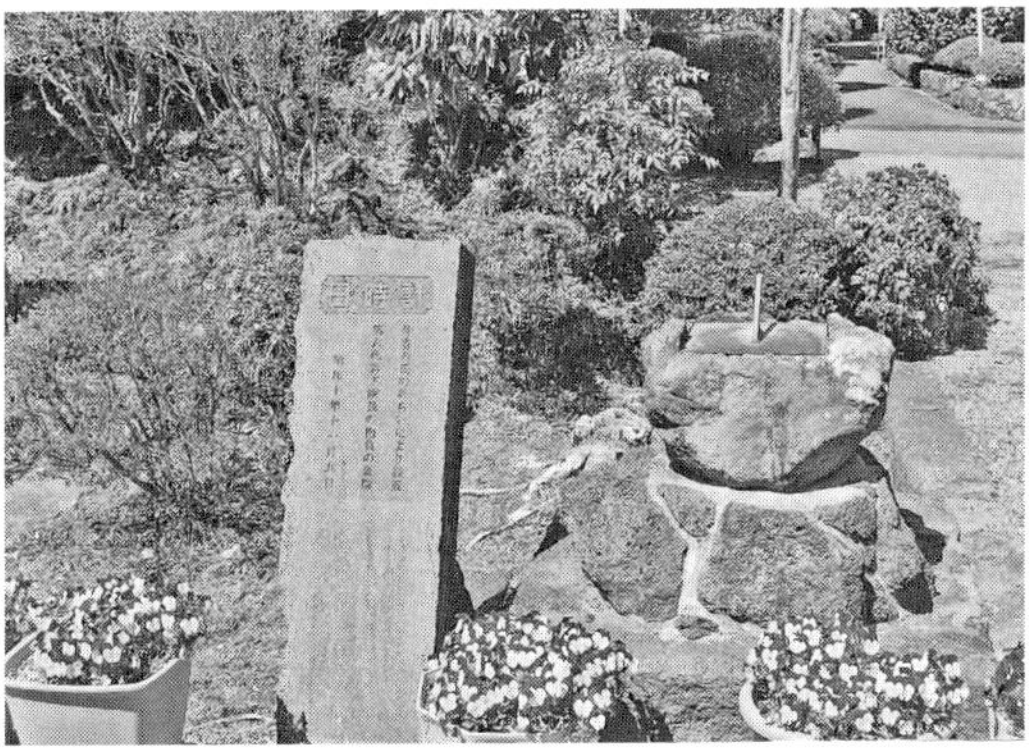
神山復生病院に新設された日時計

　明くる一九三二（昭和七）年一月下旬、年老いたハンナの健康は急速に失われ、二月一日に至って俄かに危篤状態に陥った。病状は腸管閉塞症の疑い、衰弱した全身状態から推して外科的処置は不可能だった。二月三日午後一時一〇分、遂に彼女はその波乱に富んだ七六年と四カ月の生涯を終えて天に帰った。二月六日午後、「回春病院」礼拝堂において葬儀が行われた。遺骨は、遺言に従って病院納骨堂内の中央位置に、亡き病者たちの遺骨に囲まれるように納められた。

ハンナ・リデル亡き後、その遺志を継いだエダ・ライトは、間もなく改築した「癩菌研究所」上階東側の一室に住み着く。ハンナが市内の自宅から通ったのに比べ、エダは常に患者と同じ院内に在って、毎夕、病室を回って声をかけるのを日課にした。大柄で何事にも積極的、派手に立ち回ったハンナと違い、エダは痩せ形で背もそんなに高くなく、性格も温和、口数少なく、美しく優しく、物静かで極めて地味だった。患者の間ではハンナは大輪の薔薇、エダは清楚なスミレの花に例えられていた。

ハンナ死亡前年の一九三一（昭和六）年四月における「癩豫防法」改定以来、癩患者はすべて強制入院隔離されることになっていた。

一五年戦争への方向下、思想統制はますます厳しくなり、無産者運動、社会、共産主義など左翼団体、労働組合の活動家たちと一緒に、精神病者や浮浪癩のみならず隠れていた癩病者もまた予防拘禁の対象に挙げられ、事あるごとに密告、検挙、取締りが行われるようになって来たのである。

熊本県でも、法改定直後の秋、天皇臨席下の陸軍特別大演習開催一カ月前の一〇月二〇日、本妙寺付近、並びに県下での検挙取締りが衛生課による「特別大演習衛生對策」として行われた。その後も、時々、狩り込みと称する小規模の検束が行われていたが、一九四〇（昭和一五）年七月九日未明に至って本妙寺界隈の癩部落の根絶、浄化を意図する一斉取り締まりが決行され、一〇～一一日まで続けられて合計一五七名の患者が検束され、「九州療養所」へ送致収容された。

翌月初めには熊本市に「癩豫防協會」が設立されて、市内からの癩患者一掃を目指す当局の強制排除手段はいよいよエスカレートしていった。

続いて八月、熊本では「暴英討伐縣民大會」が開かれ、英米両国などの外国人に対する風当たりは次第に加速し、戦争への雰囲気もますます濃くなり始めた。エダはラジオの短波放送を聞いているとの理由でスパイ嫌疑を掛けられ、彼女の住む研究所二階は、常時、警察の監視下に置かれるようになった。九月にはエダを支えていた病院の飛松甚五主事と豊福浪雄牧師が検挙、拘留された。

そして明くる一九四一年（昭和一六）年二月三日、奇しくもその日はハンナ・リデルが亡くなって九年目の命日に当たっていた。病院の全患者は一堂に集められ、病院の閉鎖と「九州療養所」への強制転院を告げられた。彼らは急いで荷造り準備に帰室すると、白衣の予防着姿の男たちが土足で畳の上に踏み込み、室内の生活備品は勝手に纏めて窓から抛り出されていた。やがて警官たちに監視されながら無蓋トラックに強制的に乗せられた患者の移送が始まったが、エダは堪り兼ねて、トラックの縁にしがみついて引き摺られた。それに応えるように車上から讃美歌「神は我が力」の声が流れ出した。四六年間続いた「回春病院」の最後の日であった。遺されたエダ愛用の『日々の光』の FEBRUARY 3（二月三日）の右ページの空白部分には《My dearest Auntie died at 1・10 p.m. 1932, 1941 our dear lepers taken from me by the Government　The hospital was empty by 5 p.m.》（私の最も愛する叔母は一九三二年の〈本日〉午後一時一〇分死んだ。

一九四一年の〈本日〉私の愛する癩患者たちは政府によって私から奪われた。病院は午後五時までに空になった）と記されている。同年四月二日、傷心のエダは友人を頼ってオーストラリアへ旅立った。事実上の敵性国人に対する国外追放だった。

敗戦後の一九四八（昭和二三）年六月、七八歳になったエダは、再び熊本へ帰って来た。研究所の彼女の部屋は荒れ果てて、とても住めるような状態ではなかった。エダは院内の医師用住宅に住み、近くの恵楓園付属龍田寮の児童たちとのひとときに心の慰めを得ながらその後の一年八カ月を過ごし、一九五〇（昭和二五）年二月二六日午後〇時一三分、《Thanks to the blessing of God I have been happy》（神様の御恵みに感謝する私は幸せでした）のメモを残して、八〇歳の苦難に満ちた生涯を閉じた。恵楓園で葬儀が行われた後、遺骨は病院へ帰り納骨堂のハンナの傍らに収められた。

（三）琵琶崎待労院

ジャン・マリー・コールは一八五〇年六月二八日、仏国ブルターニュの生まれ。パリ外国宣教会の司祭として一八七六（明治九）年、二六歳で来日、長崎県天草へ上陸、長崎で伝道活動後の一八八九（明治二二）年三月一五日に熊本へ入った。折しも国権党が主導していた外国人内地居留反対運動に遭い、九カ月間に六回の転居を余儀なくされ、手取本町にやっと最初の手取教会を設置した。

たまたま、ハンナ・リデルたちが救癩運動に着手し病院建設を予定していた同じころ、彼もまた本妙寺の麓に療養施設を造って病者を収容し、死ぬ前に洗礼の恵みを与えようと計画した。そして「回春病院」開院三年後の一八九八（明治三一）年一〇月一九日、花園村中尾丸三二番地に入手した土地へ建てた一棟の長屋へ、十数名の病者を収容し世話を始めたのがこの施設の起源である。看護に当たったのは、コールの招聘に応えてローマより来日したフランシスコ修道会の五人の修道女だった。

その翌年六月、小倉の第一二師団軍医部長となった森鷗外は、『小倉日記』中に、熊本の本妙寺近辺を訪ねたことを綴っている。すなわち、九月二七日午後に汽車で博多を出て、夕刻熊本に入り、二八日は朝から熊本衛戍病院などを視察、市内を巡って午後遅くなってからの様子を、

（前略）熊本城郭を廻りて西に行き、輜重営前なる砂薬師坂を下り、田圃間を過ぎて本妙寺に至る。蓋ある車を駐めて銭を乞ふ廃人二三を見る。既にして寺に近づけは、乞食漸く多く、乞児中には又癩人最多し。寺は丘上に在り。爪尖あがりの大道ありてこれに通ず。両辺小寺院多し。大道窮まる処、右方に本堂あり。現にこれを補繕せり。道に接するに石級を以てす。頗る険し。石級に左右中の三ありその中なるものを登るに、約百六十級あり。半腹の左右に共立難病医院といふものあり。蓋し治癩院ならん。丘頂に至れば廟あり。廟前の額堂には匾

額の観るべきものなし。廟後の墓は巨石を樹てたり。題して故肥後守従四位藤原朝臣清正墓と曰ふ。香花極めて盛なり。（中略）別に本妙寺畔の救癩院あり。加特力教「フランチスカアネル」派 Franciscaner Ordon の仏蘭西女子数人の経営に成る。医学あるものにあらずと雖、間々薬を投ず。その功績賞するに堪へたるものあり。其他立田山に回春病院あり。亦治癩院たりと。

と記している。

一九〇〇（明治三三）年には、島崎六丁目一—二七に約一万五〇〇〇坪の土地（細川家家老柏原屋敷の一部を含む）を購入、新病院を建設し、翌一九〇一（明治三四）年一〇月二三日に「待労院」として落成開院した。コールは一九一一（明治四四）年に死去したが、創立以来ずっと外国人が院長に就き、海外からの寄付に頼る経営だった。ために戦時中は修道女たちも英彦山へ移居疎開を命じられたりして受難の日が続いた。「回春病院」のような強制閉鎖廃院へまで至らなかったのは、恐らく「神山復生病院」と同様、経営者が仏国人で、直接の敵国たる英米人ではなかった故だろうと推定される。

一九五二（昭和二七）年五月二四日、社会福祉法人「聖母会琵琶崎待労院」へ組織替えし名称変更、一九九六（平成八）年一〇月二一日、「待労院診療所」に再改称。一九九八（平成一〇）年には創立一〇〇周年を迎えた。その節の院長シスター板倉和子の挨拶の一節、待労院一〇〇年を迎えて感無量です……自給自足から衣食住・医療共全額国庫補助、大風子油からプロミンの特効薬……驚愕せずにいられません。

しかし、この一〇〇年間私たちは何をしたかを振り返って、は！　としました。皆さまの目に耳に、大したことは何もしてないのです。唯ひたすら、療養者の皆様と共に苦しみ、悲しみ、働き、喜び、祈りながら過ごしてきました。苦しみぬいた療養者の皆様は、次の聖書の言葉に励まされておりました。

「主キリスト、再び来たもう時、われら、栄光のうちに甦らん」

の中に、戦時下でも官憲当局からの厳しい迫害に耐えて、患者看護も最後の一人になるまで決して止めないと誓い、牛、豚、羊、鶏を飼い、乳を搾り、卵を生ませ、麦、野菜を育て、味噌を作って自給自足の生活を続け、信仰と奉仕にすべてを捧げ尽くしながら歩んで来た彼ら待労院の聖者たちの歴史への、ささやかな自負と素直な内省の弁を読み取ることが出来よう。二〇一二（平成二四）年秋一一月、最後の患者が国立療養所「菊池恵楓園」へ転院、入院患者は零になった。二〇一三年（平成二五）年一月一〇日、「待労院診療所」は事業廃止届を提出、一一四年余りに及ぶ長い歴史の幕を静かに閉じた。

私立病院として残っているのは、現在、御殿場の「神山復生病院」ひとつだけである。

(四) 国立療養所「菊池恵楓園」

本療養所の前身は、一九〇九(明治四二)年四月一日、法律第一一號(「癩豫防ニ關スル件」)の施行によって全国を五区に分けられた九州六県(福岡、佐賀、長崎、熊本、宮崎、鹿児島)の連合立として、熊本県菊池郡合志村字栄(現合志市栄三七九六)に誕生した公立の第五区「九州癩療養所」である。

初めは本妙寺のある花園村に建設の予定だったが、地元住民の反対で現在地の合志村にある農商務省所管の官林への移設変更となった。翌年には、別途設置予定が反対され不可能となった沖縄県が編入されて七県立となり、二年後の一九一一(明治四四)年に「九州療養所」、一九四一(昭和一六)年七月、全国公立療養所の国への移管に伴って国立療養所「菊池恵楓園」と改称されている。

初代医長兼所長の河村正之医師は、一八七八(明治一一)年五月一日福岡県三瀦郡昭代村の生まれ。一九〇六(明治三九)年一二月東京帝国大学医科大学卒業、基礎医学を研究する傍ら、東京市養育院の診療に従事していた。本療養所の開所に伴って赴任して来たが、現役のままの一九三三(昭和八)年七月二七日に急逝した。

彼は同じ養育院にいた光田とはやや違って、温厚篤実、患者からも大いに慕われ、頼られた国手だったらしい。それを物語ると思われる当療養所開所時におけるエピソード一つを紹介しておこう。

本妙寺に墓所のある加藤清正公が癩病に罹っていたという伝説は信じ難いが、ともかく熊本城築城の主、本妙寺を建てた武将加藤清正と日蓮宗への信心、並びに喜捨への期待に引き寄せられて九州各地は元より全国津々浦々から集まって来る癩患者の多さはまことに異様であった。本療養所開所以来、送られて来た患者もその尽くが本妙寺境内に仮宿していた者たちだった。

そんな事情を考える時、療養所内で何ら確たる治療の手立てもなく、不安と絶望に苛まれ続けていた患者へのせめてもの希望と慰安を与える方策として、本妙寺から所内への仏像遷座、すなわち加藤清正の「御分霊」を戴き祀ることになったのは、やはり彼らの心に寄り沿った暖か味のある、甚だ適切な手段であったと言わねばなるまい。開所早々の翌五月八日、大々的な遷座の儀式が行われ、当日、参列した患者は、誰もが感涙に咽び袖を濡らしたと言われている。

一九一一（明治四四）年一〇月～一九一三（大正二）年八月、池田（現上熊本）～千反田（現藤崎宮前）、隈府（現菊池市）に菊池蒸気鉄道が開通、療養所付近にも停留所が設置され、やがて電化が完了して療養所から本妙寺付近や市街中央部への交通が便利になった。一九四八（昭和二三）年より熊本電気鉄道と改称されている。

筆者は、回春病院跡に建つ記念館を見学した翌日、この電車を利用し藤崎宮前駅より乗車、園の正門へ近い方の御代志駅一つ手前の再春荘前駅で下車して菊池恵楓園を訪れた。本療養所は現存の計一三カ所の国立療養所中、最多の入院患者二七九名を擁している。
因みに二〇一五（平成二七）年一一月現在における他園の入院患者数は、

長島愛生園（岡山県）　二一四名
多磨全生園（東京都）　二〇〇名
沖縄愛楽園（沖縄県）　一七八名
星塚敬愛園（鹿児島県）　一五九名
邑久光明園（岡山県）　一二四名
松丘保養園（青森県）　九一名
栗生楽泉園（群馬県）　八七名
東北新生園（宮城県）　七八名
宮古南静園（沖縄県）　七一名
大島青松園（香川県）　六五名
駿河療養所（静岡県）　六四名
奄美和光園（鹿児島県）　三四名

である。

筆者は、先ず本館管理棟に隣る社会交流会館に在る歴史資料室へ伺って、熊本における癩（ハンセン）病関連の種々歴史資料を学んだ。中でも四つの大事件、すなわち本妙寺事件、黒髪校事件、菊池事件、ホテル宿泊拒否事件の展示説明が特に目を引いた。

本妙寺境内の癩部落一斉手入れ事件、龍田寮児童の黒髪小学校通学拒否・同盟休校事件については すでに述べたので、ここでは残りの二つに関して触れることにする。

菊池事件は一九五一（昭和二六）年八月一日、県内菊池郡水源村の役場職員・藤本算宅へダイナマイトが投げ込まれて、算とその家族が負傷、二日後同村の藤本松夫（当時二九歳）が逮捕されたことに始まる。彼はその年初めから県衛生課によって、ハンセン病患者として恵楓園への入院を勧告されていたので、それを恨んでの犯行と見做されて同園の拘置所へ収容された。翌年六月、松夫は熊本地方裁判所により懲役一〇年の判決を受けたが、警察の証拠捏造だと無実を主張、福岡高等裁判所へ控訴した。控訴審中の六月二七日、彼は拘置所から脱走、七月七日に水源村の山林で算の惨殺死体が発見された。数日後、松夫は殺人罪で逮捕され再収容された。

一九五三（昭和二八）年三月、熊本刑務所菊池医療刑務支所が本園内に設置され、熊本地裁出張裁判で八月二九日松夫に死刑の判決が下りた。彼は再び無実を訴え福岡高裁へ控訴、翌一九五四（昭和二九）年一二月一二日に棄却され一審同様死刑、最高裁判所へ上告したが一九五七（昭和三二）年八月二三日上告棄却、死刑が確定した。いずれの裁判でも、確証は、一切、なく、ハンセン病なるが故の偏見と予断による事実誤認の疑いも大きい差別的な判決だった。直ちに救援会が組織され、熊本地裁へ第一次再審請求、以後一九六〇（昭和三五）年一二月に第二次、一九六二（昭和三七）年四月一三日に第三次再審請求が提出された。その際には初審時における叔父夫婦証言調書の警察による曲解捏造指摘や、新たなアリバイ証明人の申請も行われていた。

ところが、その五カ月後の九月一一日、第二次池田勇人内閣の法相中垣国男が死刑執行命令書に、何故か、急遽、捺印した。前任の植木庚子郎に代わって七月一八日に就任したばかり、まだ二カ月も経っていなかった。そして二日後の一三日に、突如、再審請求棄却、翌九月一四日午後一時〇七分、藤本松夫の死刑が、遮二無二、突貫執行されてしまった。不正虚偽裁判行為の暴露を怖れての、証拠隠滅を意図した急ぎの刑執行だった（？）と思われてならない。まさに検察・司法の全組織を前面に押し立てた国家権力のハンセン病への差別迫害、人権蹂躙、人命無視の悪辣卑劣な暴挙以外の何物でもない。

この事件に関して半世紀を経た二〇一二（平成二四）年一一月七日、全国ハンセン病療養所入所者協議会（全療協）から熊本地方検察庁へ、検察官は検事総長宛の再審請求をするようにとの要請書が提出された。さらに弁護団の内田博文顧問は、《遺族は今も続く差別のために再審請求に踏み切れない。法は検察官の再審請求権を認めているのに、司法は相変わらずあぐらをかいて誤判の是正を避け続けている。ハンセン病国家賠償訴訟の熊本地裁判決（二〇〇一年）時、小泉首相や菅厚労相が謝り、衆参両議院も謝罪決議をした。しかるに裁判所は自らの過ちを検証しようとすらしない。ぜひとも検察は再審を請求しなければならない。菊池事件を解決しない限り隔離政策は終わらない》と語っていた。

二〇一四（平成二六）年一〇月一八日、日刊新聞各社は一斉に、最高裁判所がハンセン病患者の裁判所外隔離施設で開かれた「特別法廷」（出張裁判）の根拠の正当性（？）検証にやっと着手し始めたことを報じた。同年五月の療養所入所者協議会長神美知宏（八〇歳）、原告団協議会長谺雄二（八二歳）の相次いだ死去に伴い、もはや放置は許されないとの意識が高まったことによるものと思われる。法務当局は高齢化が進む元患者らの厳しい直言へ虚心坦懐に耳を傾け、過去の差別としっかり向き合わなければならない。

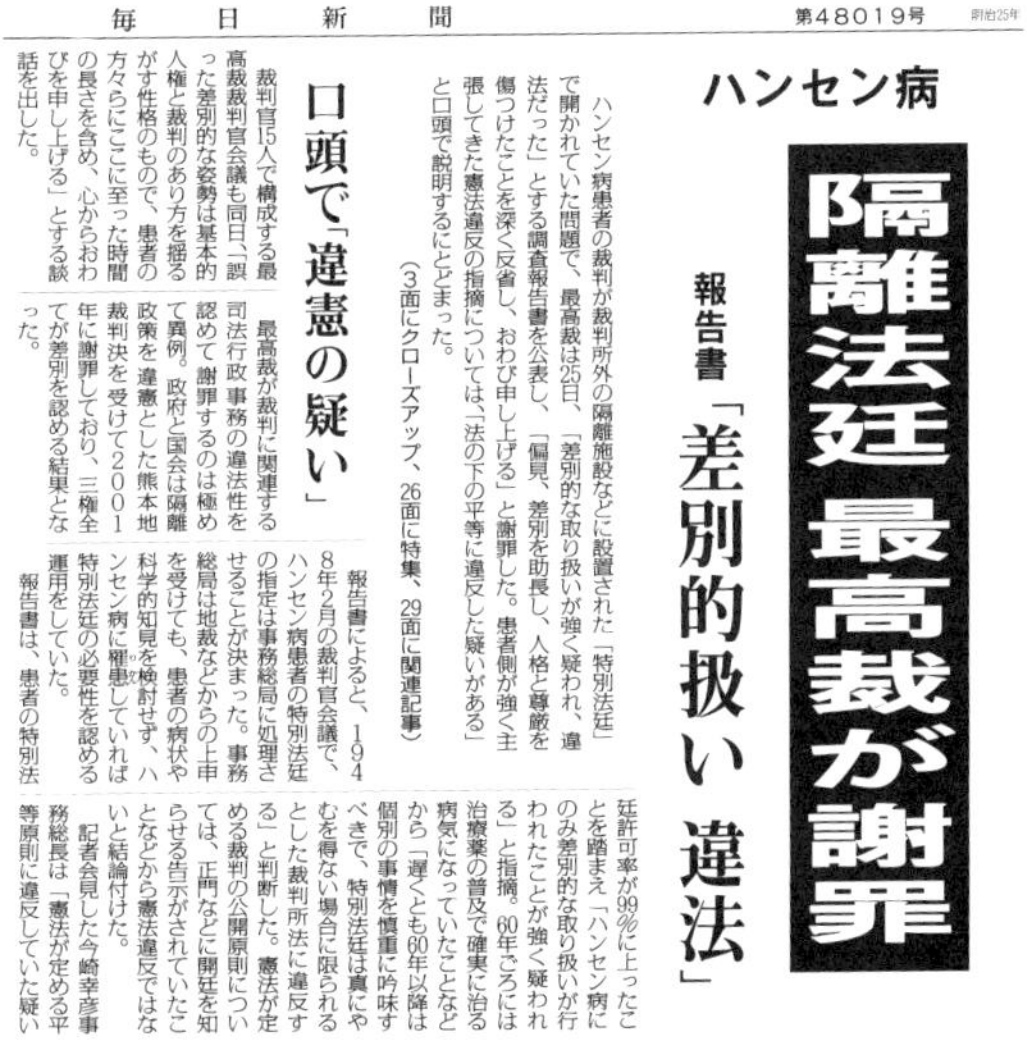
毎　日　新　聞　第48019号　明治25年

ハンセン病

隔離法廷　最高裁が謝罪

報告書「差別的扱い　違法」

ハンセン病患者の裁判が裁判所外の隔離施設などに設置された「特別法廷」で開かれていた問題で、最高裁は25日、「差別的な取り扱いが強く疑われ、違法だった」とする調査報告書を公表し、「偏見、差別を助長し、人格と尊厳を傷つけたことを深く反省し、おわび申し上げる」と謝罪した。患者側が強く主張してきた憲法違反の指摘については、「法の下の平等に違反した疑いがある」と口頭で説明するにとどまった。

（3面にクローズアップ、26面に特集、29面に関連記事）

報告書によると、1948年2月の裁判官会議で、ハンセン病患者の特別法廷の指定は事務総局に処理させることが決まった。事務総局は地裁などからの上申を受けても、患者の病状や科学的知見を検討せず、ハンセン病に罹患《りかん》していれば特別法廷の必要性を認める運用をしていた。

報告書は、患者の特別法廷許可率が99%に上ったことを踏まえ「ハンセン病にのみ差別的な取り扱いが行われたことが強く疑われる」と指摘。60年ごろには治療薬の普及で確実に治る病気になっていたことなどから「遅くとも60年以降は個別の事情を慎重に吟味すべきで、特別法廷は真にやむを得ない場合に限られるとした裁判所法に違反する」と判断した。憲法が定める裁判の公開原則については、正門などに開廷を知らせる告示がされていたことなどから憲法違反ではないと結論付けた。

記者会見した今崎幸彦事務総長は「憲法が定める平等原則に違反していた疑い

口頭で「違憲の疑い」

裁判官15人で構成する最高裁裁判官会議も同日、「誤った差別的な姿勢は基本的人権と裁判のあり方を揺るがす性格のもので、患者の方々らにここに至った時間の長さを含め、心からおわびを申し上げる」とする談話を出した。

最高裁が裁判に関連する司法行政事務の違法性を認めて謝罪するのは極めて異例。政府と国会は隔離政策を違憲とした熊本地裁判決を受けて2001年に謝罪しており、三権全てが差別を認める結果となった。

「特別法廷」に関する最高裁の謝罪文を報じた新聞記事
〔平成28年4月26日「毎日」朝刊〕

　そして本二〇一六（平成二八）年三月末、最高裁直轄の有識者委員会は、《「特別法廷」は差別的措置で憲法違反と言わざるを得ない》との検証結果意見をまとめた。それを受けた最高裁は四月二五日の会議で、《遅くとも一九六〇年以降の「特別法廷」は偏見、差別を助長し、患者の人権と尊厳を傷つけたことを深く反省し、お詫びする》との調査報告書を発表した。当然、一九六〇年以前も同様に考えられる筈なのに、わざわざ菊池事件上告棄却のあった一九五七年八月以降を狙った（？）と勘繰られかねない期間の限定や、憲法違反の指摘に対しての《法の下の平等に違反の疑いはあるが断定は出来ない》と口頭説明するに留まった点などは、先年の行政、立法両当局の明確な謝罪声明や決議行為に比べて、相も変わらぬ司法当局のずる賢さと歯切れの悪さが目立ち、その首尾一貫しない矛盾した論調には、全療協その他の元患者団体などからの完全な納得は到底得難く、反発批判の声も必至と予想され、向後も引き続き司法関係者の人権意識向上への改善努力が強く求められるべきである。事件の弁護団は、六月一日、《検察官は最高裁の謝罪結果を尊重して自ら再審請求するように》と熊本地方検察庁へ要望書を提出している。

加えて現在、元ハンセン病患者と共に在った親族への偏見・差別に対する国家側の謝罪と損害賠償を請願する集団訴訟の提起が、本年二月一五日に五九名、三月二九日に五〇九名併せて五六八名の元患者家族から熊本地方裁判所へ行われている。民法上の請求権期限（「らい予防法」が廃止された一九九六（平成八）年三月末から二〇年間）切れを目前にしたぎりぎりの提訴であった。原告の弁護団はすべての家族の被害回復策を盛り込んだ国からの支援制度の確立を望んでいるのだが、またその一方我々にとっては《被告は確かには国だが、実際に裁かれるべきは、そういう社会を生み、見過ごしてきた自分自身の一人一人なのではないのか？》という真剣な自戒と反省の念こそが極めて肝心、かつ必須の課題であることを、決して忘れずしっかりと認識しておかなくてはならない。

尚、二〇〇七（平成一九）年、「らい予防法」廃止一〇周年記念・ハンセン病国家賠償訴訟勝訴五周年記念として、この事件をモデルにした映画「新・あつい壁」が「菊池恵楓園」の所在地合志市出身の映画監督中山節夫によって制作された。ケーシー高峰、高橋長英、左時枝、常田富士男、夏八木勲などが出演している。中山監督は、一九六九（昭和四四）年一〇〜一一月にこの菊池恵楓園でロケをし、龍田寮事件をモデルにした映画「あつい壁」をすでに撮っている。その節は、無料奉仕覚悟で本県玉水村（現天水町）出身の笠智衆はじめ、多々良純、小松方正、常田富士男などのプロ俳優にまじって、地元小学生、高校生や住民、恵楓園入所者などの素人たちが大勢ボランティアとして参加し、専門家と対等に渡り合った演技を披露している。この映画はその後熱烈な支援者たちによって、全国をキャラバン巡回しながら採算度外視の自主上映を続け、ビデオ・テープも作られた。良心的な観客に多大な感銘を与え、ハンセン病への偏見差別を除去し、正しい理解と知識へ導いたこれら映画作品の少なからぬ貢献度も決して見逃してはいけない。

さて、最後のホテル宿泊拒否事件とは、二〇〇三（平成一五）年一一月に起こった阿蘇郡南小国町の黒川温泉ホテルが、県実施の「ふるさと訪問事業」において、元恵楓園入所者の宿泊を拒否した事件である。結局、ホテル側が謝罪、廃業することになって決着をみた。しかしこの事件発生は「らい予防法」が廃止され、「国家賠償訴訟」が患者側の勝訴で終わったにも係わらず、依然としてハンセン病に対する誤解や無知に基づく偏見、差別の意識が、現在の社会に少なからず残っていることを、如実にあぶり出したものだった。

午前中に社会交流会館内の資料室をつぶさに見終えた筆者は、午後からは時たま強く吹き抜ける木枯らしの中を、旧監禁室や園の外縁を囲む頑丈な隔壁の他、隔離門、火葬場の跡、新旧納骨堂などを求めて、一八万坪にも及ぶ広い敷地内を約二時間余り歩いてみた。

先ず訪れた資料室前の「日光回転家屋」は、もと回春病院にあったもの、一九七四（昭和四九）年、リデル、ライトを慕う患者らによって本園へ移設された由。建築年代は不明なるも、昭和初年頃には使用されていた記録が残っているとか。補修は完璧、洋風の意匠で、屋根・上半ガラス窓付き板側壁・床面のパネル状部分の三つに分解可能、組み立てはボルトとナットで短時間に緊密、簡単に仕上げ得る構造。床底下には五個の車輪が取り付けられて、建物を回転させ太陽の方向へ向けて、日光浴に便ならしめたらしい。いかにもリデル女史らしい合理的な移動式療養室、優に八〇年余りの年月を大切に継承保存されてきた珍しい遺構装置に、殊の外感興を覚えた。

西、北の外側縁に今も残る高さ三メートル以上にも及ぶ苔むしたコンクリート製隔壁の塀は一九二九（昭和四）年、患者の逃亡脱走を防ぐために建てられた。まるで刑務所の罪人よう扱いだったかつて強制隔離収容時代の昔が思い起こされて、背中にぞくっと冷気が走った。「隔離門跡」の標識説明によると、塀の外側には更に幅一・五メートル、深さ二メートルの素堀、及び土手と檜の林があり、職員地区への境には黒板塀が建てられ、患者の外部への交通は隔離門と称する一カ所の門からのみ、厳重な監視のもとに最小限度の出入が許されていたという。一九九七

（平成九）年に門は撤去された。その年一二月には医療刑務支所も廃止されている。

特に衝撃的な思いを受けたのは旧監禁室だった。

一九一六（大正五）年六月、「癩豫防ニ関スル件施行規則」の一部が改訂されて療養所長へ懲戒検束権が与えられたため、その翌年に設置されて、今も遺っている建物である。

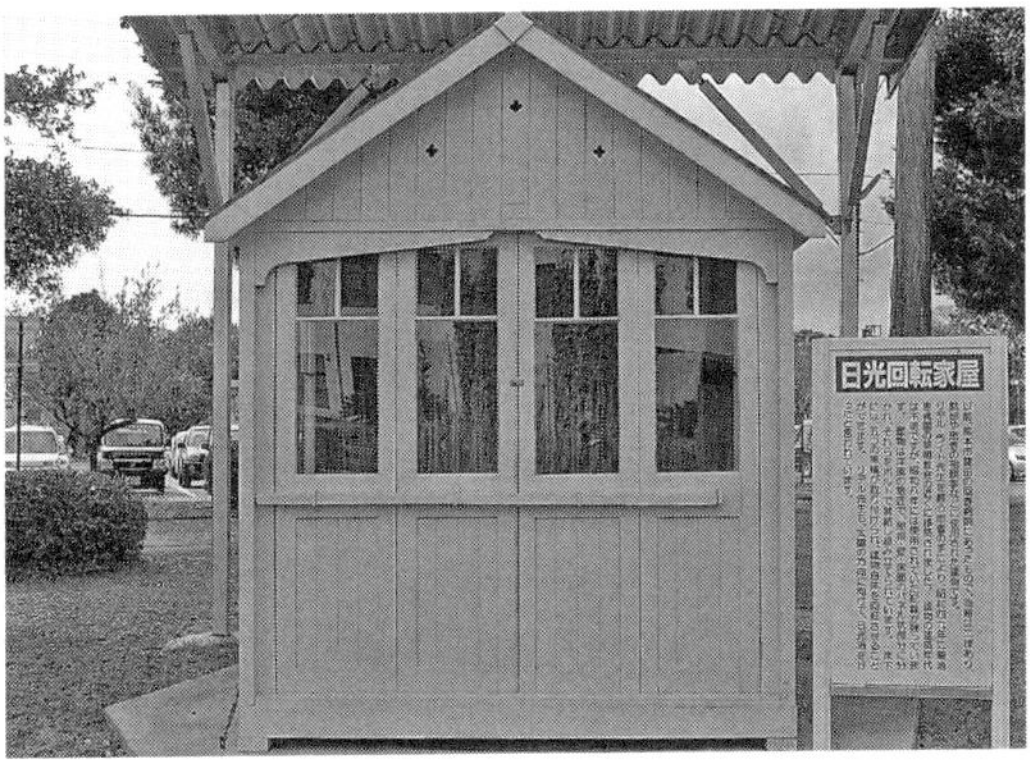

日光回転家屋

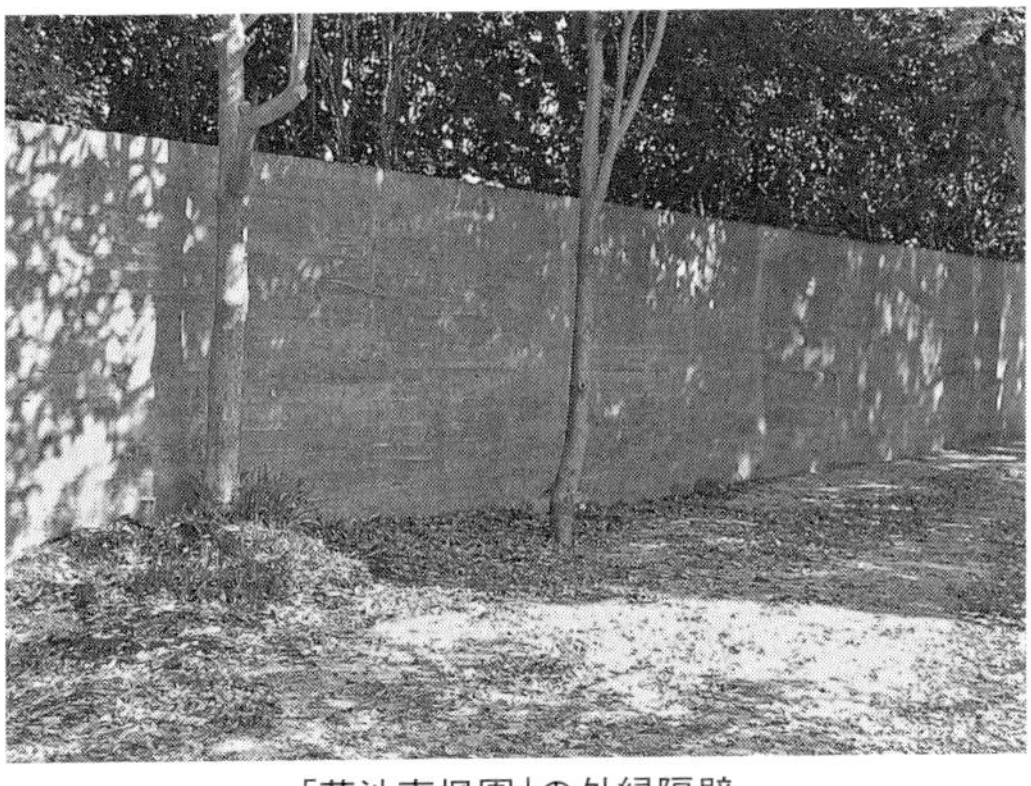
「菊池恵楓園」の外縁隔壁

因みに、その節の「内務省令第六號」に定められていた処罰内容では、

一　譴責
二　三十日以内ノ謹慎
三　七日以内常食量二分ノ一マデノ減食
四　三十日以内ノ監禁

前項第三號ノ處分ハ第二號又ハ第四號ノ處分ト併科スルコトヲ得
第一項第四號ノ監禁ニ付テハ情状ニ依リ管理者タル地方長官又ハ代用療養所所在地地方長官ノ認可ヲ經テ其ノ期間ヲ二箇月マデ延長スルコトヲ得

となっており、さらに「施行細則」では

一　譴責　叱責ヲ加ヘ誠意悔悛ヲ誓ハシム
二　謹慎　指定ノ室ニ静居セシメ一般患者トノ交通通信ヲ禁ズ
三　減食　主食並ニ副食物ヲ減給ス
四　監禁　獨房ニ拘禁検束ス

と決められていた。すなわち一の譴責を除き二、三、四は常に併科容易で独房への収監も可能だったわけで、そのために造られたこの監禁室は、まさしく時代劇に出てくる昔の牢屋にそっくりの造りで、細かい縦格子の嵌められた薄暗い板の間の個室、床の隅に便所用（？）と思われる小さな四角い切り込み（板で塞がれていた）一つが嫌に印象的だった。正面格子戸には太い閂状の横木が渡され、大きな南京錠の鍵が此れ見よがしに懸っていた。窓の外枠には金網が張られて

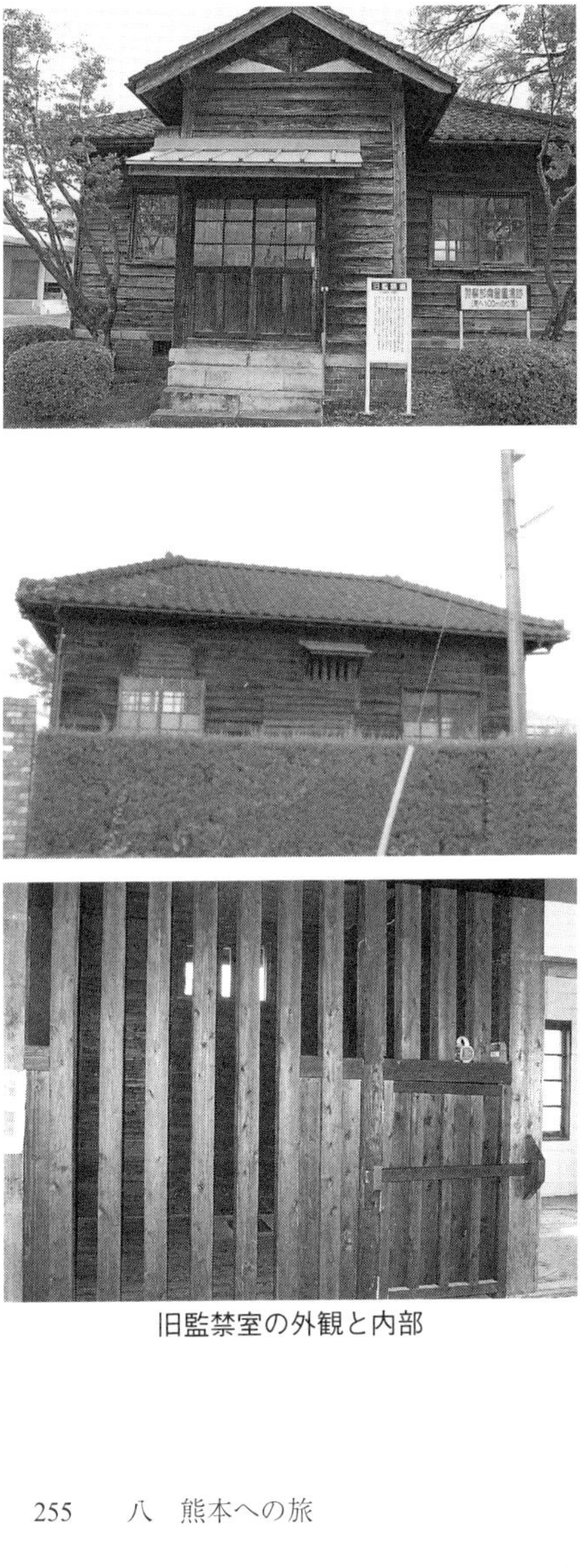

旧監禁室の外観と内部

いた。ここに収容された懲戒処分者は延べ三一八人に達したと表示記録されていた。以前その周りを囲んでいた高い煉瓦造りの塀は、一九五五(昭和三〇)年に取り壊されている。

ところで、ぜひとも留意しておきたいのは、わが国初の癩予防対策として公布された法律第一一號(「癩豫防ニ關スル件」)の全一二条に亘る条文からは、決して絶対強制隔離の意図は読み取れないことである。試みにその内容概略を、次に列記してみる。

第一条　医師の患者診断、死亡転帰や死体検案時の行政官庁への三日以内の届出義務と、消毒その他の予防方法指示。

第二条　前条の患家に対する指示への服従督促励行。

第三条　患者個人での療養不可能な場合は、行政官庁の定める療養所へ入所させ救護する。必要の際はその同伴者乃至同居者に対しても救護する。

第四条　患者収容に必要な療養所の設置。

第五条　患者救護費用の負担は救護者又は扶養義務者とする。

第六条　行政官庁による一時先払い費の扶養義務者への請求。

第七条　患者や扶養義務者弁済不能な際における費用の公的(道府県及び国)負担。

第八条　前条の国庫補助負担の割合規定。

第九条　癩又はその疑いある者への行政官庁指定医師による検診、及び癩者又は扶養義務者からの指定医師への検診依頼。右検診不服の際の、他医師による再診。
第一〇条　第一条の罰則　五十円以下の罰金。
第一一条　第二条の罰則　二十円以下の罰金。
第一二条　行政官庁にて救護中の死亡患者の取り扱い規定。

つまり、国は路傍や巷に浮浪、屯する癩患者のみならず、家庭に在って放置されている癩またはその疑いを持つ者に対して、官庁の指定医師による検診を施行し、必要とあらば入院処置を採っている。時には本人周囲の者にまでも公費負担で救護し、検診に対する不服申し立ても認めている。確かにこの法律によって貧窮な浮浪癩の一部を救済する効果は一時的にせよあった点は認めねばなるまい。しかし、患者の性格、境遇は、堅苦しい規則に縛られることを嫌う者、非社会的、不道徳な行為に走る者、あるいは世間体を恥じて、あくまで公の場に出たがらぬ者など多種多様であり、入院措置対応は決して生易しいものではなかった。有効な治療法もなく、日々、崩れ腐って行くわが身の苦痛に耐えかね、何の希望もなく過ごす患者の胸の中、それに対する周囲世間の差別の眼、偏見の念、嫌悪の情、忌避の態度は想像するに余りあるものだった。自暴自棄の果てに、つい規則違反や反逆行為、脱柵騒動を為出かす者も現われる始末、また所内患者の男女関係、風紀問題も大きな悩みの種だった。そこに登場したのが、光田健輔によって主張された癩患者に対する強制収容、絶対隔離、断種の思想と、懲戒検束権による処罰監禁に基づく療養所の秩序維持体制の提案だった。結局、それが一九三一（昭和六）年の改悪された「癩豫防法」へ繋がる結果となったのである。

尚、この癩療養施設における男女間の性問題解決について、「回春病院」のハンナ・リデルは、セックス・セグリゲーション（男女の隔離）が最も有効な手段だと唱えていた。すなわち男子と女子とは別々の施設で療養させ、患者は決して結婚してはならない、子どもへの感染を防ぐためには分娩も避けなければいけない、というのが彼女の持論だった。この点において、草津の「聖バルナバ・ミッション」を創設したメアリ・ヘレナ・コンウォール・リーとは明確な差異があり、徹底的に対立していた。「神山復生病院」のレゼー神父もまた、一九一九（大正八）年一二月の内務省保健衛生部調査会の席上で、ハンナと同様に患者の結婚は許すべきでないと主張している。総じて恋愛も結婚もしない聖職者だからこそ、このような極言、激論を提唱し得たのであろう。が、聖職者の中にも、男女の性差にこだわらぬ共存、共生の療養方式に則った「聖バルナバ・ミッション」を導入創設したメアリのような例外的人物がいたことも決して忘れてはならない。

北條民雄が、一時期、草津への転地療養をしきりに夢見ていた理由や心境もうなずけるような気がする。仄聞するところによれば、復生病院から結婚（当然、断種を覚悟の上で）のために、多磨の全生病院へわざわざ転院した患者もあったらしい。信仰と言い、生存・生活の信条と言い、皆それぞれ自己自身で十二分に納得した思惟、思索の結果ゆえ、決して他人の容喙できない、また軽々しくしてはならないものに違いない。その意味でも、これまでの癩（ハンセン病）医療における強制収容、絶対隔離、断種や結婚禁止の政策が遺した禍根の、予想以上の複雑多岐さを、今更ながら重く認識せざるを得ない。何はともあれ、大いに学び、深く感じ、省みることの甚だ多い肥後路の旅であった。

九　結びに代えて

文芸評論家中村光夫は、雑誌「文藝春秋」（昭和一一年一一月号）誌上の『癩者の復活―文藝時評―』で、北條文学を、

　云ふまでもなく病苦の世界は文學にとつて決して新しい素材ではない。それは人間苦の一つとして古くから文學にその表現を見出してゐる。明治以來についても、我々は子規の「病牀六尺」兆民の「一年有半」等、優れた作家の感動的記録を古典として持つてゐる。また最近においては自己の病苦と闘ひ、その表現に斃死した觀のある梶井基次郎の作品はなほ人々の胸に新たなものがあらう。だが北條氏の作品を讀む者は、これが上述の作家と全く異つた、新しい一性格を持つことに氣付く筈である。すなはちこれらの作家が健康な人間に混つて自分の病苦を對象として描いてゐるに反し、北條氏は最初から病者に伍して他人の苦惱を自己を通して表現してゐる點である。むろん氏はこれらを冷静に傍觀してゐるのではない。氏は彼等を「自分にとつてのつぴきならぬもの、生命と關係あるもの」として「眞劒に書」いて

ゐる。（中略）いはば氏の「生命の問題」は氏の肉體を越えてゐるのだ。このことは子規の「病牀六尺」等と比較して見れば明瞭であらう。そして今日我々が北條氏の作品から受ける魅力の根幹はこゝに存すると私は信じてゐる。

云ひかへれば北條氏の作品の價値は決してそれが病院といふ特殊な世界の「得難い記録」である點にはない。そこに生きる氏が一箇の逞ましい現代人である點に存する。そして氏がこゝに現代に生きる人間の苦惱を確かと捉へて表現してゐる點に、氏の作品が我々を惹き付ける力が潜むのだと私は斷言して憚らないのだ。

と評し、「私は氏に同情もするまい。氏を病人とも思ふまい」とも述べている。
これを読んだ北條は、翌一九三七（昭和一二）年四月半ば、中村へ宛てた書簡に、

それから次は僕に「同情しない」といふこと、「病人とは思はない」こと。これは大賛成です。僕は生れつき同情されたりするのは嫌ひな性分ですし、況や病人なんぞとは思はれたくないのです。僕は僕の作に、「癩文學」といふレッテルの貼られることをどんなに苦がにがしく思つてゐることでせう。随筆を除いて、少くとも小説に於ては、僕は一度も癩院を書かうと思つたことはないのです。また癩者といふものを書かうとも思はなかつたのです。たゞ僕が書きたかつたのは、現代の青年が癩になり、癩院に投げ込まれた時どんな恰好を示

すか、その恰好を書けば良かつたのです。

と、その心境を書き送っている。また、遺稿の『頃日《けいじつ》雑記』へは、

私は癩文學などいふものがあらうとは思はれぬが、しかし、よし癩文學といふものがあるものとしても、決してそのやうなものを書きたいとは思はない。今までにも書いたことのないのは勿論、また今後も決して書くまいと思つてゐる。我々の書くものを癩文學と呼ばうが、療養所文學と呼ばうが、それは人々の勝手だ。私はただ人間を書きたいと思つてゐるのだ。癩など、單に、人間を書く上に於ける一つの「場合」に過ぎぬ。

と述べている。

さて、「生命」「いのち」とは？　人はいかに「生きる」べきか？　このたび、わが国の一世紀半にも及ぶハンセン病の近現代史における「ひと」「もの」「こと」に付いて資料を漁り取材を重ね乏しい体験をまじえて、縷々、記しながら、本命題に対して様々な考えを巡らせてみた。だが、こんな壮大なテーマに、そう簡単に答えなど出せる筈もない。あくせく過ごしてこの方八〇有余年、老いさらばえた凡愚の身を取り巻く国の内外の趨勢は、その闇の深さの度合いを増すばかりである。ふと「徒労」という言葉が脳裏に浮かんできた。

一九三六（昭和一一）年夏頃に書いた北條の随筆『眼帯記』（「文學界」九月号）の一節に、

眞黒い運命の手に摑まれた少女が、しかし泣きも喚きもしないで、いや泣きも喚きもした後に聲も涙も涸れ果てて放心にも似た虚ろな心になつてじつと耐へ、黙々と眼を温めてゐる。温めても、結局見えなくなつてしまふことを知りながら、しかし空しい努力を續けずにはゐられない。もう暗くなりかかつた眼をもう一度あの明るい光りの中に開きたい、もう一度あの光りを見たい。彼女等は、全身をもつてさう叫んでゐるやうであつた。これを徒勞と笑ふ奴は笑へ。もしこれが徒勞であるなら、過去幾千年の人類の努力は凡て徒勞ではなかつたか！　私は貴いと思ふのだ。（傍点筆者）

と記されている。少女病舎の部屋で、火にかけた罨法鍋の中の硼酸水に浸したガーゼをつまみ上げてはしぼり、しぼったガーゼを静かに両眼に当てて、手で押さえている光景である。

北條の死後、同じ文学仲間だった内田静生もまた、一九四二（昭和一七）年秋、院内文芸誌の「山櫻」一〇月文藝特集號に『徒勞』と題する短篇小説を書いている。

時あたかもその春のミッドウエー海戦での日本海軍大敗北に次いで、西太平洋ガダルカナル島で後に撤退を余儀なくされる日本陸軍がまさに苦戦、死闘の真っ最中だった。国内ではやがて年末に大日本言論報国会が結成されて、国策遂行への言論、思想の統一化がいよいよ厳しくなってきていた。

作品『徒労』の概要は次のようなものである。

狂病棟（癩病院内の精神科病棟）の臨時付添夫である主人公高井は、一人の若い女性患者が毎日行う便所掃除の水浸しの仕上がりを、何とか改善してやろうと思い、親身になって気長に指導を続けるが一向に成果は現われない。少しまし？と思っても、次の日はまた元の黙阿弥だった。ところがある春の朝、彼女は鉄格子の窓の彼方に咲く桜を見て、一瞬、顔に生気を張らせてまったく不意に、《――あら、花！》と叫んだ。それを聞いた途端、高井は彼女へかけた《あの努力もまんざらの徒労ではなかつた》と思う。が、《この咲いて散る櫻の花も徒労ではないかとも思つた。しかしこれは徒労でも美しい、すると徒労そのものでも、美しい徒労があるのだと考へつき、なにか眼がひらいたやうな思ひ》（傍点筆者）になって、報われぬ己の文学への儚い夢の徒労にも近頃にないこころの落着きを覚え、やがて自室へ帰ってまた小机の前に坐った。

この小説は、選者の作家、豊島與志雄推薦で一等に入選、当年度創作部門の「山櫻賞」を受賞（「山櫻」翌年一月號に発表）している。豊島は、選評で、

「徒勞」――美しい叙事詩だと見たい。狂病棟内の便所掃除に固執する一狂女を中心にほのぼのとした人心の明るみが展示される。だからここでは、便所の臭気もなく狂人の陰惨さもなく、叙述の鋭利冷酷さもない。叙事詩的雰圍氣が物の角を柔らげたのだ。この作はそれで宜しい。最後に書かれている副主人公―實は主人公―の心境が、背景としてよく生きあがつてるところに、作品としての成功の契機がある。思想的にみるならば、これに「徒勞」と題した観点に難がある。徒勞と云へば人事はすべてこれ徒勞、それを徒勞としないところに人生があるのだ。

と述べている。

畢竟、豊島もまた、北條民雄の「貰い徒勞」や、内田静生の「美しい徒勞」に、はっきりとした意義ある人生を認めているのである。

ところで川端康成で始めたこの論考を、やはり川端康成で締め括りたい、と筆者は思う。

実は、北條の『眼帯記』が書かれた前年の一九三五（昭和一〇）年一二月、川端は名作『雪國』の初出原本に当たる雑誌発表第四篇『徒勞』を「日本評論」（第一〇巻第一二号）へ載せ、湯澤の宿で駒子が弾く「勸進帳」の三味線の撥の音に、島村が耳を傾ける場面を、……音はただ純粋な冬の朝に澄み通つて、遠くの雪の山々まで眞直ぐに響いて行つた。いつも山峡の大きい自然を、自らは知らぬながら相手として孤獨に稽古するが〔ママ〕、彼女の習はしであつたゆゑ、撥の強くなるは自然である。その孤獨は哀愁を踏み破つて、野性の意力を宿してゐた。幾分下地があるとは言へ、複雑な曲を音譜で獨習し、譜を離れて弾きこなせるまでには、強い意志の努力が重なつてゐるにちがひない。

島村には虚しい徒勞とも思はれる、遠い憧憬とも哀れまれる。〔ママ〕駒子の生き方が、彼女自身への價値で、凛と糸の音に溢れ出るのであらう。（傍点筆者）

と述べている。

そもそも駒子へ「徒労」を感じる当の島村もやはり無為徒食、雑誌発表第六篇『火の枕』（「文藝春秋」第一四巻第一〇号）に、《用もないのに難儀して山を歩くなど、徒勞の見本のやうに思はれるのだつたが、それゆゑにまた、非現實的な魅力もあつた。》（傍点筆者）と描かれているような男だった。

かつて文学にはずぶの素人の筆者が、些か医学的な見地からする青臭い実証的太宰治論を臆面もなく振りかざしていた折り、常に温かい眼差しで見守っていただき、大いに学恩を賜った近代文学研究家兵頭正之助は、その『雪國』論中でこの駒子、島村両人が抱える「徒労」の心境について詳しい分析を行い、鋭い見解を記している。

兵頭は、「生きる」こと、それ自体が「徒労」である「男と女のまことのふれあいの美しさ」、言い換えれば「女のひたむきな愛の哀切さ」、それを「美しい徒労」と感じる「男の虚しさ」、この愛の「美しさ」と「虚しさ」がこもごもに響き合って微妙に醸し出すリリシズムこそが、小説『雪國』に託された川端の意図ではなかったか、と結論付けている。そして更に、一九三五（昭和一〇）年一月から一九三七（昭和一二）年五月まで切れ切れに雑誌発表された本小説の初出の各七篇と、補筆訂正を経て一作品に纏められた『創元社版　雪國』（昭和一二年六月）が成った頃の時代背景が、文学創造へ及ぼした多大の影響についても論じている。

すなわち初篇『夕景色の鏡』（「文藝春秋」第一三巻第一号）の冒頭近い《たゞ左手の指だけが彼女をよく覚えてゐた。島村はその指を不氣味なもの、やうに眺めてゐることがあるくらゐだつた。》の「指」や、次篇『白い朝の鏡』（「改造」第一七巻第一号）の酔った女が島村へ抱きついてくる箇所などへの検閲による削除（空白）とあまたの伏字（……）に先ず触れ、川端がその数年前から方々の雑誌や新聞へ書いた「つまらない伏字」「反逆の精神」「文藝の反逆」や「手さぐりの伏字」などを例示しつつ、時代と世の常習道徳への反逆を提起した数々の文章について解説している。

本論考で参照した『北條民雄全集』（初版）中の伏字（××）（……）や、一九一九（大正八）年刊和辻哲郎著『古寺巡禮』の一九三九（昭和一四）年改訂版が、社会情勢の変化によって重版を思いとどまるよう「その筋から」の「示唆」を受ける事態になったことなどにも、また同様な問題が指摘されるのは論を俟たないだろう。

第四篇『徒勞』発表後間もない一九三六（昭和一一）年二月に、二・二六事件発生、その翌年、小説『雪國』発行直後の七月七日には盧溝橋事件が勃発、日支事変へと進展していく。更に翌一九三八（昭和一三）年二月、石川達三『生きてゐる兵隊』の掲載誌「中央公論」三月号が発禁処分となり、石川は禁錮四カ月の有罪刑を受ける。同年九月、遂に内務省図書課は、雑誌の風教上不適当と認める諸点を具体的に挙げ、検閲方針を指示通達した。この通達は二年前に遡る一九三六（昭和一一）年八月七日における廣田弘毅内閣の「國策の基準」に則るものであり、国内世論の統一と思想取締り指導を図り、総力戦体制の整備促進を目指すものだった。

兵頭は、いみじくも喝破している。川端が小説『雪國』で描いた島村なる人物こそが、《……政府の政策などには、全く無関心に背を向けて生きているということだ。激しい時流の動きなどどこ吹く風とばかりに》と。

当今、世の雰囲気もまさに七〇～八〇年前のそれに、だんだん似通って来ている感を拭い得ない。「生命《いのち》」を「生《い》きる」ことの大命題を前にして、我々は、只、観念的、感傷的に美しい「徒労」の感覚の世界に安住しているだけでは、決してすまされない重い責務を負わされている。あの真暗闇の底で、地べたを必死に這いずり回った「いのち」の作家北條民雄は言うに及ばず、詩人桜井哲夫の壮絶な生涯などに想いを馳せる時、けだし「生きがい」ある「生命《いのち》」を「生き抜く」べき行動の真価、真髄が、待ったなしに問われているのであるが、筆者にはやはり行く手に何か虚しく哀しい、いやとても悲しい「徒労」の寒々とした苦界だけが拡がっているような気がしてならない。もはや辺りには光りの縞目も一向に見当たらない。

確かに隔離政策は誤りだったと判断され、国の賠償責任も一部認められはしたが、果たしてそれだけでハンセン病に関する問題はすべて解決しただろうか？　すでに失われてしまった「生命《いのち》」や「人間」に対する尊厳は決して帰って来はしない。独りハンセン病だけに留まらず、今も一般の世間にはそこら中に誤解や無知無関心などが生み出すいろんな差別や偏見が漲りはびこっている。掛け替えのない貴い「生命《いのち》」の維持、保存を目指して、「差別」や「強制排除」にあらざる「区別」と「共生」の許容を模索し、謙虚な精神に立ち戻って「共存共栄」への社会を実現するべく、成立達成へ励み努めよう。そして又甚だ悠久広大な宇宙時空間の中でたまたま存在し得た人類という極めて矮小なる生物体に過ぎぬ「人間」の一人として、戦乱・殺戮・破壊に満ち溢れ、かの「パンドラの匣」を開いてしまったような苦況に喘いでいる国際状勢・地球環境の回復保全へ向かって、皆が心を合わせて少しでも前向きに進んで行けるよう、尚も淡い希望を繋ぎつつ遥かたそがれの靄の中をとろとろともう暫くは歩み続けていくことにしたい。

本論考記述中の平成二六年八月初め、北條民雄の本名が七條晃司（現阿南市下大野町、七條林三郎次男）と公表されたことを付記しておく。

主要参照文献資料

（一）山内祥史編『第一〇次太宰治全集』第一巻、第一〇巻、筑摩書房、平元・六・一九、平二・一二・二五。
（二）北條民雄『北條民雄全集』上巻、下巻、創元社、昭一三・四・二五、昭一三・六・五。
（三）北條民雄『定本　北條民雄全集』上巻、下巻、東京創元社、昭五五・一二・二〇。
（四）光岡良二『いのちの火影―北條民雄覚え書』新潮社、昭四五・七・一。
（五）斎藤末広『影と光　作家との出会いから』ヨルダン社、昭五六。
（六）高橋広満『川端康成と北條民雄―書簡を中心に』「川端文学の世界4　その背景」勉誠出版、平一一・五。
（七）十重田裕一『一九三五年の川端康成と太宰治』「太宰治研究17」和泉書院、平二一・六・一九。
（八）高山文彦『火花―北條民雄の生涯』飛鳥新社、平一一・八・一五。
（九）川端康成『寒風』「川端康成全集」第七巻、新潮社、昭五六・一・二〇。
（一〇）江上不二夫『生命を探る』（岩波新書）岩波書店、昭四二・三・二〇。
（一一）J・D・バナール著、山口清三郎・鎮目恭夫訳『生命の起源』（岩波新書）岩波書店、昭二七・一二・一〇。
（一二）神谷美恵子『生きがいについて』みすず書房、平一六・一〇・四。
（一三）山下道輔『ハンセン病図書館』社会評論社、平二三・一〇・二五。

（一四）原田禹雄『麻痺した顔』ルガール社、昭五四・八・一〇。
（一五）国立ハンセン病資料館編『常設展示目録二〇〇九』（財）日本科学技術振興財団、平二一・九・二五。
（一六）国立ハンセン病資料館編『「全生病院」を歩く』国立ハンセン病資料館、平二一・九・二五。
（一七）藤野豊『「いのち」の近代史』かもがわ出版、平一三・五・一。
（一八）神山復生病院120年の歩み編集委員会編『神山復生病院120年の歩み』（財）神山復生病院復生記念館、平二一・五・一六。
（一九）多磨全生園患者自治会編『倶会一処―患者が綴る全生園の七十年』一光社、昭五四・八・三一。
（二〇）辻清明『新版　日本官僚制度の研究』東京大学出版会、昭四四・五・一〇。
（二一）大場昇『やがて私の時代が来る―小笠原登伝』皓星社、平一九・一一・二五。
（二二）京都大学百年史編集委員会編『京都大学百年史部局史編1』京都大学後援会、平九・九・三〇
（二三）二志村菁『米軍医が見た占領下京都の600日』藤村書店、平二七・九・三〇。
（二四）泉孝英編『日本近現代医学人名事典』医学書院、平二四・一二・一五。
（二五）小川正子『復刻版　小島の春』長崎出版、平二一・五・三〇。
（二六）荒井裕樹『隔離の文学』書肆アルス、平二三・一一・三〇。
（二七）田中英光『田中英光全集』第一一巻、芳賀書店、昭四〇・一二・二〇。
（二八）田中英光『師太宰治』津軽書房、平六・七・一五。
（二九）江尻美穂子『神谷美恵子』清水書院、平七・八・二五。
（三〇）神谷美恵子『新版　人間をみつめて』（朝日選書17）朝日新聞社、昭四九・八・二〇。

（三一）中村剛『井深八重の生涯に学ぶ』あいり出版、平二一・七・二五。
（三二）小坂井澄『ライと涙とマリア様』㈱図書出版社、平元・一〇・五。
（三三）遠藤周作『わたしが・棄てた・女』（講談社文庫）講談社・昭四七・一二・一五。
（三四）柘植光彦編『遠藤周作　挑発する作家』至文堂、平二〇・一〇・一。
（三五）久松健一『遠藤周作　年譜に隠された秘密』「三田文学」第八五巻・第八七号、三田文学会、平一八・一一・一。
（三六）猪飼隆明『ハンナ・リデルと回春病院』熊本出版文化会館、平一七・一一・一一。
（三七）猪飼隆明『「性の隔離」と隔離政策　ハンナ・リデルと日本の選択』熊本出版文化会館、平一七・一一・一五。
（三八）中村茂『証人の足跡』「聖公会新聞」第五五三〜五九七号、平一二・六・二五〜平一六・六・二五。
（三九）金正美『しがまっこ溶けた　詩人桜井哲夫との歳月』日本放送出版協会、平一四・七・二二。
（四〇）中村哲『ペシャワールにて　癩そしてアフガン難民』増補版、石風社、平四・三・二〇。
（四一）中村哲『医者、用水路を拓く　アフガンの大地から世界の虚構に挑む』石風社、平一九・一一・三〇。
（四二）桜井哲夫『盲目の王将物語』土曜美術社出版販売、平八・八。
（四三）木下晋『ペンシルワーク　生の深い淵から』里文出版、平一四・六。
（四四）藤野豊『ハンセン病　反省なき国家』かもがわ出版、平二〇・五・一〇。
（四五）木村聖哉・鶴見俊輔『「むすびの家」物語』岩波書店、平九・一一・二五。

（四六）和辻哲郎『古寺巡禮』岩波書店、大正八・五・二三。
（四七）阿部泰郎『湯屋の皇后』（財）名古屋大学出版会、平一〇・七・三一。
（四八）宮川量『救癩史蹟　西山光明院に就いて』「レプラ」第六巻・第二号、昭一〇。
（四九）森鷗外『小倉日記』「鷗外選集」第二一巻、岩波書店、昭五五・七・二。
（五〇）国立ハンセン病資料館編『隔離の百年―公立癩療養所の誕生』国立ハンセン病資料館、平二一・八・二八。
（五一）中村光夫『作家論』中央公論社、昭一六・一・二〇。
（五二）盾木氾編『初期文学選　ハンセン病に咲いた花　戦前編』（ハンセン病叢書）皓星社、平一四・四・三〇。
（五三）川端康成『川端康成全集』第一〇巻、第二四巻、第三〇巻、第三一巻、新潮社、昭五五・四・一五、昭五七・一〇・二〇、昭五七・六・二〇、昭五七・八・二〇。
（五四）兵頭正之助『川端康成論』春秋社、昭六三・四・三〇。

謝辞

本著は、

『「生命《いのち》」と「生《い》きる」こと
——北條民雄とハンセン病を巡る諸問題を視座として（一）（二）』

（「異土」第九号、二〇一四・六・三〇。「異土」第十号、二〇一四・一二・三一。
文学表現と思想の会発行）

の二篇を併せて些かの補充改稿を行い、かつ多少の章立て変更を加えて成ったものであります。雑誌連載時以降今日まで、原稿執筆や編集に当たっては終始、主宰・秋吉好氏及び会員諸兄姉からの極めてご懇篤な指導とご親切な教示を賜りました。あらためて深甚の感謝と心よりのお礼を申し上げます。

出版に際してお世話になった文理閣の黒川美富子さんとスタッフの方々、どうも有り難うございました。

浅田高明

著者紹介

浅 田 高 明（あさだ　たかあき）

1930年富山市生まれ。1954年京都大学医学部医学科卒業。京都大学結核・胸部疾患研究所で，結核，呼吸器病学を専攻後，国，公，私立諸病院・診療所等に勤務する傍ら，長年太宰治の人と文学に関する主として実証的研究に携わってきている。医学博士。太宰文学研究会々員。『医家芸術』同人。文学表現と思想の会会員。

著書『太宰治の「カルテ」』（1981年）『私論太宰治　上方文化へのさすらいびと』（1988年）『太宰治　探査と論証』（1991年）『探求　太宰治』（1996年）いずれも文理閣刊，共著『太宰治　芸術と病理』（1982年）宝文館出版刊。他に太宰治関係論文多数あり。

「生命《いのち》」と「生《い》きる」こと
―ハンセン病を巡る諸問題を視座として―

2016年8月10日　第1刷発行

著　者　浅田高明

発行者　黒川美富子

発行所　図書出版　文理閣
京都市下京区七条河原町西南角　〒600-8146
TEL（075）351-7553　FAX（075）351-7560
http://www.bunrikaku.com

印刷所　モリモト印刷株式会社

ISBN978-4-89259-797-8